Hermann Schwartze

Pathologische Anatomie des Ohres

Hermann Schwartze

Pathologische Anatomie des Ohres

ISBN/EAN: 9783743466432

Hergestellt in Europa, USA, Kanada, Australien, Japan

Cover: Foto ©berggeist007 / pixelio.de

Weitere Bücher finden Sie auf **www.hansebooks.com**

Handbuch der pathologischen Anatomie.

Von

Dr. E. Klebs,
Professor der pathologischen Anatomie in Prag.

II. BAND.
ZWEITE ABTHEILUNG.
ERSTE LIEFERUNG.
Gehör-Organ.

Mit 65 Holzschnitten.

BERLIN. 1878.
Verlag von August Hirschwald.
NW. Unter den Linden 68.

Pathologische Anatomie

des

Ohres.

Bearbeitet

von

Professor Dr. Schwartze,
in Halle a/S.

Mit 65 Holzschnitten.

BERLIN, 1878.
Verlag von August Hirschwald.
Unter den Linden 68.

Pathologische Anatomie des Ohres.

Bearbeitet

von

Prof. Dr. **Schwartze**,

in Halle a S.

Literatur.

Duverney, Traité de l'organe de l'ouie. Paris, 1683. — Bauhinus, Diss. de auditus laesione. Basel, 1687. — Valsalva, De aure humana. Bonn, 1704. — Rivinus, De auditus vitiis. Leipzig, 1717. — Morgagni, De sedibus et causis morborum. 1766. — Lieutaud, Historia anatomico-med. 1767. (Enthält im 4. Buch unter Auris laesiones einige (5) ganz kurze casuistische Mittheilungen über Schleimanhäufung in den inneren Ohrhöhlen bei Kindern, über Eiteransammlung in der Pauke, Verdickung der Paukenhöhlenauskleidung, Verdickung des Trommelfells, und angeborenen Defect des Amboss bei einem Taubstummen, nach fremden Autoren (Fabricius ab Aquapendente, Morgagni etc.). Ausserdem finden sich im 3. Buch, No. 108 und 496 zwei Fälle von Caries ossis petros. mit Gehirnabscess. Köhler, Beschreibung der Loder'schen Sammlung. Leipzig, 1795. (Enthält auf S. 146—160 ausschliesslich Beschreibungen normaler Präparate.) — Voigtel, Handbuch der pathologischen Anatomie. Halle, 1804. — Otto, Handbuch der pathologischen Anatomie des Menschen und der Thiere. Breslau, 1814. S. 39—41. S. 180—185. — Meckel, J. F., Handbuch der menschlichen Anatomie. Halle und Berlin. 1815. — Fleischmann, Leichenöffnungen. Erlangen, 1815. S. 250. (Fall von Osteosclerose des Schläfenbeins bei einem Taubstummen.) — Otto, Seltene Beobachtungen zur Anatomie, Physiologie und Pathologie gehörig. I. Heft. Breslau, 1816. S. 111. 112. (Erwähnt als häufigste krankhafte Zustände Verstopfung der Tuba E. durch verhärteten Schleim und die Ansammlung einer dicklichen, klaren, gallertartigen Masse in der Paukenhöhle und im Labyrinth. Einmal fand er Verwachsung des Ost. pharyng. tubae, einmal Erfüllung der Pauke mit Pseudomembranen.) — Itard, Traité des maladies de l'oreille. Paris, 1821. — Otto, Neue seltene Beobachtungen zur Anatomie, Physiologie und Pathologie gehörig. Berlin, 1824. S. 4, 96, 97. — Beck, Krankheiten des Gehörorgans. Freiburg, 1827. — Saissy, Essai sur les maladies de l'oreille interne. Paris, 1827. — Wittgenstein, Nonnulla de anatomia auris pathologica. Diss. inaug. Berlin, 1831. — Cruveilhier, Anatomie pathologique du corps humain. 2 Bde. Text u. Altas. Paris, 1832—42. — Lincke, Handbuch der Ohrenheilkunde. Leipzig, 1837. Bd. I. S. 579—653. — Hyrtl, Beiträge zur pathologischen Anatomie des Gehörorgans. Oesterr. med. Jahrb. XI. 1838 u. an andern Orten. — Ammon, Angeborene chirurg. Krankheiten des Menschen. Mit Tafeln. Berlin, 1840. — Pappenheim, Specielle Gewebelehre des Gehörorgans. 1840. — Nuhn, Commentatio de vitiis, quae surdo-mutitati subesse solent. Heidelberg, 1841. — Bochdalek, Pathologisch-anatomische Untersuchungen der Gehör- und Sprachwerkzeuge bei Taubstummen. Oesterr. med. Jahrb. 1842 und an andern Orten. — Kuh, Klinische Beiträge zur Kenntniss der Entzündung der inneren Abtheilungen des Gehörorgans. Breslau, 1847. — Guckelberger, Beiträge zur pathologischen Anatomie der Entzündung des Hörorgans. Zeitschr. für Chir. und Geburtsh. VII. 3. 1854. — Rau, Lehrbuch der Ohrenheilkunde. Berlin, 1856. — Stanley, Edw., Resultate von 56 Ohrsectionen. Med. chirurg. Transactions. Vol. 39. 1856. — Toynbee, Catalogue of Museum. 1857. — v. Tröltsch, Anatomie des Ohres. 1860.

Ausserdem die Lehr- und Handbücher der Ohrenheilkunde von Wilde (1853), Toynbee (1860), Bonnafont (1860), v. Tröltsch (1. Aufl. 1862. G. Aufl. 1877), Moos (1866), Gruber (1870) etc. und die Specialjournale für Ohrkrankheiten, Virchow's Archiv für patholog. Anatomie, Archiv für phys. Heilkunde von Wagner, Med. chir. Transactions, Guy's hospital reports und die in zahllosen andern Journalen zerstreuten Arbeiten.

Als Begründer der pathologischen Anatomie des Ohres ist Joseph Toynbee († 1866) zu nennen. Er hat zuerst in ausgedehnter und systematischer Weise die überhaupt vorkommenden pathologischen Veränderungen festgestellt und uns die Thatsache zur Kenntniss gebracht, dass die grosse Mehrzahl derselben in der Paukenhöhle oder allgemeiner gesagt im mittleren Ohre ihren Sitz hat.

Das Resultat seiner zahlreichen Ohrsectionen hat Toynbee publicirt in den Medico-chirurgical Transactions (1841—1855), und in den Transactions of the Pathological Society (1849 bis 1856), etwas später (1857) in Form eines selbstständigen Buches unter dem Titel „A descriptive catalogue of preparations illustrative of the diseases of the ear, in the museum of Joseph Toynbee" und in seinem 1860 erschienenen Lehrbuche der

Ohrenkrankheiten (Diseases of the Ear, their nature, diagnosis and treatment).*) Was vor Toynbee zur anatomischen Begründung der Ohrenkrankheiten von einzelnen Aerzten und Anatomen geleistet wurde, ist verschwindend gegen die Massenhaftigkeit seines Materials und so werthvoll auch die vereinzelten Thatsachen sein mochten, die uns durch Valsalva, Duverney, Morgagni, Itard, Hyrtl und Andere bekannt geworden sind, sie blieben vereinzelt und spärlich und betrafen zudem vorwiegend nur solche Ohraffectionen, die mit Otorrhoe einhergingen und direct lethale Folgezustände herbeiführten.

Für den weiteren Ausbau der pathologischen Anatomie des Ohres nach Toynbee sind vorzugsweise deutsche Aerzte thätig gewesen und zwar nicht Anatomen von Fach, sondern Aerzte (v. Tröltsch, Voltolini, Lucae, Politzer, Gruber, Magnus, Zaufal, Moos, Wendt († 1875), Kessel und viele Andere). Was die Fachanatomen geleistet haben, bezieht sich nur auf ganz vereinzelte Thatsachen, die von Meckel, Otto, Bochdalek, Virchow, A. Böttcher, C. E. E. Hoffmann, Klebs, Heller u. A. gelegentlich mitgetheilt worden sind. Von ausserdeutschen Arbeitern sind in erster Reihe Bonnafont und Hinton († 1875) rühmlich hervorzuheben. Für die Bearbeitung der pathologischen Histologie des Mittelohres ist in den letzten Jahren Wendt mit besonderem Erfolg thätig gewesen, der leider durch einen unerwartet frühen Tod von seiner Arbeit abgerufen worden ist. Die pathologische Histologie des Gehörlabyrinths befindet sich noch in den ersten Anfängen ihrer Entwickelung und bedarf eines ausgezeichneten Fachanatomen, der sich ganz in dieses überaus schwierige Gebiet

---

*) Die Toynbee'sche Sammlung pathologischer Präparate des Gehörorgans, bestehend aus mehr als 800 meist trocknen Präparaten befindet sich jetzt im College of surgeons in London (Hunter's Museum). In Deutschland existirt ausser den zahlreichen Privatsammlungen der einzelnen Docenten, so viel mir bekannt geworden ist, nur eine einzige grössere öffentliche Sammlung im pathologischen Institut zu Leipzig, wo sie unter dem Protectorat von Prof. E. Wagner durch den verstorbenen Wendt geschaffen worden ist. Für den Anfänger nutzt übrigens das Anschauen solcher grösseren Sammlungen und der besten Präparate nicht so viel, als das selbstständige Seciren. Die Anschauung fertiger Ohrpräparate hat den meisten Nutzen für den, der sie gemacht hat, für den Beschauer nur dann, wenn eine Zusammenstellung von Präparaten zu einem bestimmten Zwecke erfolgt ist.

einarbeiten und vertiefen muss, wenn hier nach einigen Decennien mehr Licht werden soll. Was einzelne Aerzte in diesem Gebiete bei den ernsthaftesten Bestrebungen in den letzten Jahren geleistet haben, geht kaum hinaus über einen kümmerlichen Dilettantismus und hat keinen erheblichen Werth für die Wissenschaft. Eine systematische Zusammenstellung und Bearbeitung der pathologischen Anatomie des Ohres ist seit Lincke (1837), der sich vorzugsweise auf eine Casuistik der Missbildungen beschränkt hat, nicht wieder versucht worden, und ich darf deshalb um so eher auf Nachsicht hoffen für die Unvollständigkeit und Mängel meiner Arbeit. Ich wollte bei derselben grösseres Gewicht legen auf die Zuverlässigkeit der angeführten Thatsachen, als auf die literarische Vollständigkeit und Anführung aller einschlägigen Publicationen. Wo die angeführten Thatsachen nicht auf eigener Anschauung und Untersuchung beruhen, die aus einer nahezu 20jährigen anatomischen und practischen Beschäftigung mit dem Gehörorgane des Menschen resultiren, habe ich die Gewährsmänner in Klammer beigefügt.

Ein typisch normales Gehörorgan finden wir relativ selten in der Leiche. In den meisten Fällen sind abnorme Verhältnisse der Blutfüllung und Secretion anzutreffen, besonders im Mittelohr, die gewiss zum grössten Theil als Erscheinungen zu betrachten sind, die erst während der Agone oder auch post mortem entstanden sind. Besonders in den Leichen solcher Individuen, die an Herz- und Lungenaffectionen gestorben sind, treffen wir die genannten Veränderungen in Folge von venöser Stauung im Gebiete der V. cava superior ganz regelmässig. Man muss sich deshalb hüten, auf derartige geringfügige pathologische Alterationen, besonders wenn sie doppelseitig sind, einen zu grossen Werth zu legen für die klinische Verwerthung.

Die Krankheiten, welche am häufigsten das Gehörorgan in Mitleidenschaft zu ziehen pflegen, sind acute Exantheme, Typhus, acute und chronische Catarrhe der Nase und des Nasenrachenraums mit ihren Folgen, Tuberculose, Herzkrankheiten, Syphilis, Puerperalfieber, chron. Alcoholismus.

Ueber die Technik des Sectionsverfahrens hat bereits Prof. Lucae im ersten Bande dieses Handbuchs S. 12 berichtet. Für den Anfänger ist durchaus nothwendig, sich einen bestimmten Modus der Präparation zu fixiren, damit wesentliche Theile nicht vergessen und durch die Präparation zerstört werden. Ausser dem citirten Verfahren sind detaillirte Anleitungen zur Section des Gehörorganes von Toynbee*), von Tröltsch**), Voltolini***), Wendt†) u. Anderen beschrieben worden, die dem Anfänger als Richtschnur empfohlen werden können. Die eigentliche Schwierigkeit der Sectionstechnik beginnt erst bei der Bearbeitung des inneren Ohres und ist hier nur zu überwinden durch grosse Ausdauer und Uebung. Uebrigens halten sich die häutigen Labyrinthgebilde post mortem länger, als gewöhnlich geglaubt wird. Bei nicht ganz frischen Präparaten empfiehlt sich zur Conservirung eine weingelbe Lösung von chromsauren Kali oder die Müller'sche Lösung. Als zweckmässiges Verfahren für die Untersuchung des inneren Ohres empfehle ich folgendes:

Der Stamm des Hörnerven wird verfolgt bis zu seiner Theilung durch Aufbrechen des Meat. audit. internus von oben. Bei der microscopischen Untersuchung der Stammfasern ist Vergleich mit anderen Nervenstämmen (Facialis) zu empfehlen. Vorhof und Schnecke wird von oben eröffnet durch schichtweises Abtragen der Knochendecke mit dem Meisel. Der Vorhof liegt lateral zum N. facialis, also gegen die Squama zu. Bevor man das Vestibulum erreicht, wird der obere Halbzirkelcanal eröffnet, der häutige Canal durchschnitten und herausgezogen. Nach Blosslegung des Vorhofes werden die häutigen Säckchen entfernt nebst den noch übrigen Halbzirkelcanälen. Nachdem die knöcherne Decke der Schnecke abgetragen ist, kann man die Basis des Modiolus, welche gegen den Porus acust. int. zu liegt, abbrechen, um dann die ganze Schnecke mit dem Spiralblatte herauszuheben. Dabei bedarf es einer vorsichtigen Nachhülfe mit Präparirnadeln. Der herausgenommene Inhalt der Schnecke wird in 1 pCt. Salzlösung. humor aqueus. oder Ueberosmiumsäure, 0.1—1 pCt., gebracht und zu microscopischer Untersuchung weiter verwandt.

Es erübrigt dann schliesslich nur noch die Prüfung der Stapesplatte vom Vestibulum aus und die Freilegung der Membrana tympani secundaria von innen. — Ganz verwerflich, wenn es sich um Eruirung feinerer Verhältnisse handelt, ist das Durchsägen der ganzen Pars petrosa. Ueberhaupt ist die gewöhnliche Säge nur zulässig für

---
*) Toynbee, The diseases of the ear. p. 6.
**) v. Tröltsch, Virchow's Archiv. XIII. 513. Lehrbuch der Ohrenheilkunde. 6. Aufl. S. 587.
***) Voltolini, Zerlegung und Untersuchung des Gehörorgans an der Leiche. Habilitationsschrift. Breslau, 1862.
†) Wendt, Arch. für Heilkunde von E. Wagner. XIII. S. 120.

die Herausnahme des Gehörorgans aus dem Schädel und selbst hierbei ist ihr Gebrauch so weit als möglich zu beschränken. Die Stichsäge zur Entfernung des Felsenbeins aus der Schädelbasis zu verwenden, hat den Nachtheil, dass dieselbe sehr leicht dabei zerbricht. Ihr Gebrauch erfordert grosse Uebung. Zweckmässiger für vorbereitende Arbeiten sind die Laubsägen, doch werden auch mit diesen die Weichtheile zu leicht gequetscht. Die geeignetsten Instrumente sind Meissel und Hammer, Luer's Hohlmeisselzange und für feinere Ausarbeitung des Knochens Grabstichel.

Das Schläfenbein im Allgemeinen.

Bildungsfehler. In den Einzelnheiten der typischen Bildung des Schläfenbeins existiren unzählige individuelle Verschiedenheiten, die theils bedeutungslos, theils verhängnissvoll für das Individuum sein können. Sie können den Grund zur hereditären Disposition für gewisse Erkrankungen im Ohre selbst abgeben,*) oder auch den Eintritt lethaler Folge-Erkrankungen des Gehirns begünstigen.

Ein vollständiges Fehlen des ganzen Schläfenbeins kommt nicht vor, dagegen kommt es bei manchen Missgeburten zu einer Verschmelzung beider Gehörorgane und bei einköpfigen Doppelmissgeburten zur Verdoppelung der Schläfenbeine.**)

Bei Hydrocephalen ist das Schläfenbein nach abwärts gedrängt und vorgewölbt; die Ohröffnung nach unten gerichtet.

Defecte einzelner Theile als Hemmungsbildungen sind sehr häufig, einseitig oder doppelseitig. Sie können sich über alle oder nur einzelne Abschnitte des Ohres erstrecken (am häufigsten über das äussere und mittlere Ohr), während die übrigen Theile gut entwickelt sind. So finden sich bei gut entwickeltem äusseren Ohre Hemmungsbildungen des inneren Ohres und umgekehrt.***)

---
*) Durch einen sich vererbenden ungünstigen Bau des knöchernen Mittelohres (v. Tröltsch). Flachheit der Nischen der Labyrinthfenster werden die Rückbildung von Schleimhautschwellung und Faltung begünstigen, grosse Tiefe derselben, besonders des ovalen Fensters für die Naturheilung ungünstig sein.
**) Carl Langer, Zur Anatomie des Gehörorgans doppelleibiger Missgeburten. Oesterr. med. Wochenschr. 1846. No. 21.
***) Die älteren Beobachtungen von Missbildungen des Schläfenbeins bis zum Jahre 1837 finden sich zusammengestellt in Lincke's Handbuch der Ohrenheilkunde. I. 582—611. Die spätere Literatur vgl. S. 31 unter „Ohrmuschel".

Zu den gewöhnlichsten angeborenen Abnormitäten gehören die Ossificationslücken, (Rarefaction, Dehiscenz). Sie finden sich besonders häufig im Tegmen tympani*), auch bei ganz normaler Dura mater, aber auch im Canalis caroticus, im Canalis facialis, am Boden der Paukenhöhle, in der Corticalis des Proc. mastoideus, in der Wand zwischen Sulcus transversus und Proc. mastoideus, in der Knochendecke des oberen Halbzirkelcanals, in Form von Spaltungen der Squama; bei alten Individuen ausserdem im Verlaufe der Fissura petroso-squamosa und an der inneren Fläche der Schuppe in Gestalt von Gruben, die bis zur Grösse einer Bohne vorkommen und denen Pacchionische Granulationen entsprechen. Abgesehen von der Möglichkeit der Verwechslung solcher Ossificationslücken mit cariösen Zerstörungen haben dieselben eine besondere practische Wichtigkeit, weil sie die Fortleitung entzündlicher Processe im Ohr auf den Schädelinhalt begünstigen.

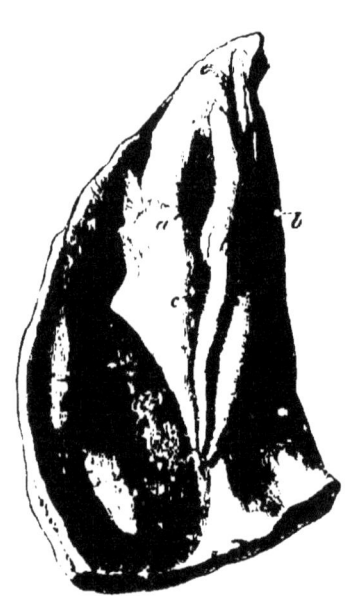

Unter Pneumaticität der Pars petrosa versteht man die Anwesenheit anomaler Hohlräume im Knochen, welche mit Luft oder mit einem

Fig. 1.

sulzigen, röthlichen Gewebe erfüllt sind, welche das Labyrinth von allen Seiten umgeben und sich sogar in die obere

---

Fig. 1. Congenitaler Knochendefect an der oberen Fläche des Felsenbeins unweit der Pyramidenspitze, und im Sinus sigmoideus. Otitis media purul. acuta ohne Perforation des Trommelfells mit lethalem Ausgang durch Basilarmeningitis. a. Porus acusticus int. b u. c Lücken in der oberen Fläche des Felsenbeins, d Lücke im Sulcus transversus.

*) In anderen Fällen enthält das Tegmen Hohlräume, die mit röthlich sulzigem Gewebe ausgefüllt sind.

Wand des Porus acusticus internus erstrecken, und mit den Zellen des Warzenfortsatzes in Verbindung stehen können.

Hyperämien des Felsenbeins, wobei der Knochen durchweg sehr blutreich erscheint, so dass derselbe dann durch die Dura mater oft blauroth durchscheint, sind sehr gewöhnlich bei Typhus, kommen aber in ähnlicher Weise auch bei Variola vor. Eine allgemeine Atrophie des Felsenbeins, wobei der Knochen abnorm leicht und brüchig erscheint, kommt vor im Greisenalter, bei Lues, bei Hirntumoren und aus anderen nicht bekannten Gründen (z. B. in Verbindung mit Ankylose des Steigbügels).

Durch **Osteoporose** entstehen im Greisenalter Knochenlücken der vorderen Gehörgangswand (v. Tröltsch).

Hyperostose, wobei das Schläfenbein sehr schwer und massig erscheint, seine Fortsätze grösser und plumper, die Oeffnungen und Canäle für Gefässe kleiner und enger werden, ist meist in Verbindung mit allgemeiner Hyperostose des Schädels (Syphilis, Greisenalter), aber auch ohne solche beschränkt auf einzelne Abschnitte des Felsenbeins, Gehörgang, Warzenfortsatz, Tuba Eustachii, Canalis caroticus als häufige Folge anhaltender Hyperämien und langjähriger Eiterungsprocesse (neben Caries).

Tritt die Hyperostose in Folge ossificirender Periostitis im Fötalleben oder in den ersten Kinderjahren ein, so führt sie stets zu hochgradiger Taubheit und Taubstummheit. Man findet dann die Labyrinthfenster knöchern verschlossen, die Gehörknöchelchen sämmtlich ankylosirt, die Labyrinthhöhle verkleinert, im inneren Gehörgang und an den Vorhofssäckchen Kalkdeposita etc.

Friedreich*) erwähnt eine einseitige Hyperostose des Felsenbeins bei congenitaler halbseitiger Kopfhypertrophie.

Caries und Necrosis.

Literatur bis 1830 im Lehrbuch der pathologischen Anatomie von Otto. S. 174. — Krukenberg, Jahrbücher der ambulator. Klinik zu Halle. Bd. II. S. 203—252. Halle, 1824. — Wutzer, Schmidt's Jahrb. 1834. S. 344. — Bricheteau, Arch. gén. 1834. December. — Willemier (resp. Schröder van der Kolk), Diss. inaug. Utrecht, 1835. — Cruveilhier, Anat. patholog. du corps humain. 1835—1842. II. Band. 33. Lieferung. Maladies

---
*) Virchow's Archiv. Band 28. Heft 5, 6.

du cerveau. — Albers, Ueber Otorrhoe. Gräfe's und Walther's Journal. 1836. — Hamilton, Dublin. Journ. 1841. — Hughes, Lancet. 1841. — Smith, Dublin. Journ. 1841. — Guckelberger, Zeitschr. f. Chir. und Geburtsk. VII. 3. 1854. — Wolf, Preuss. Vereins-Ztg. 1857. No. 35, 36. — Menière, Abhandlung über Knochensequester, beobachtet in den verschiedenen Theilen des Gehörorgans. Gaz. med. de Paris. 1857. No. 33. — Hutchinson, Canstatts Jahresber. 1861. 3. S. 50. — J. Gruber, Wien. Med. Halle. 1863. — Odenius, Medicinske Arch. III. 1. 1866. — v. Tröltsch, Anat. Beiträge zur Lehre von der Ohreneiterung. Arch. f. O. IV. S. 97—142. 1869. — J. Gruber, Zur Casuistik der Schläfenbein-Necrose. M. f. O. 1874. No. 9. (Fall von Ausstossung des ganzen Annulus tymp. sammt einem beträchtlichen Theil der Squama durch den äusseren Gehörgang bei einem 2jährigen Kinde). — Boeters, Necrose des Gehörlabyrinths. Diss. inaug. Halle 1875. — Ausserdem die oben citirten Lehrbücher der Ohrenheilkunde und Specialjournale.

Die Caries oder ulcerirende Ostitis befällt von allen Schädelknochen am häufigsten das Schläfenbein, nicht selten doppelseitig und neben gleichzeitiger Caries in anderen Schädelknochen. Prädilectionsstellen für Caries sind der Warzenfortsatz, der mediane Theil der hintern-obern Wand des Gehörgangs (Boden des Antrum mastoideum), und die Wände der Paukenhöhle, vorzugsweise das Tegmen; seltener wird die Pars petrosa mit dem Labyrinth davon betroffen, am seltensten der Meat. aud. internus. Ausnahmsweise kann ausgebrei-

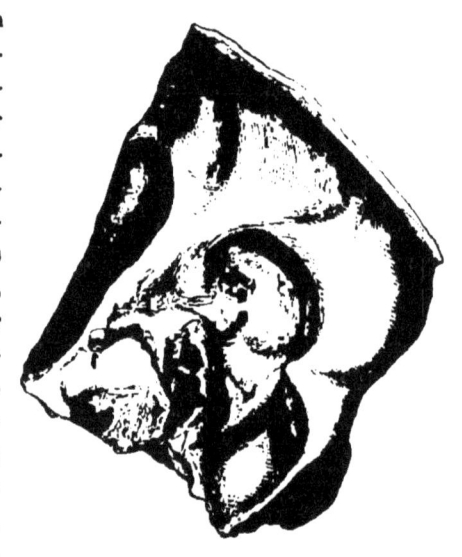

Fig. 2.

Fig. 2. Cariöse Perforation der vorderen Wand der Pyramide, an der Uebergangsstelle der Pars petrosa in die Pars squamosa des Schläfenbeins. An der entsprechenden Stelle der äusserlich unveränderten Dura mater Granulationsmassen. Tod durch Pyaemie. (Krankengeschichte und Sectionsbefund vgl. A. f. O. II. S. 36.)

tete Caries im Felsenbein, Paukenhöhle, Tuba, Warzenfortsatz und selbst im äusseren Gehörgang bei erhaltenem Trommelfell und in situ gebliebenen Gehörknöchelchen bestehen.*) Gewöhnlich aber zeigt das Trommelfell Substanzverlust, oder ist völlig defect. Der Ueberzug der Dura mater findet sich meist verdickt, häufig nur lose anliegend und missfarbig; beim Abziehen sieht man an der Innenwand Granulationswucherungen haften, welche die im Knochen vorhandenen cariösen Lücken ausfüllen.

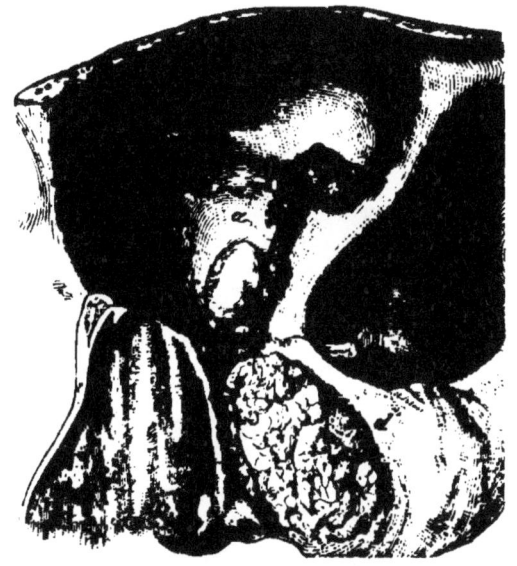

Fig. 3.

Die Caries ist meist secundäre Folge von acuten oder chronischen Eiterungen der Weichtheile des Ohres, die auf den benachbarten Knochen übergreifen, selten Folge von eitriger Ostitis oder primärer Periostitis. Gewöhnlich dringt der ulcerative Process im Knochen von der Oberfläche tiefer und tiefer

---

Fig. 3. Caries necrotica. In der cariösen Höhle a ist ein gelöster Sequester, welcher aus dem grössten Theil der Pyramide besteht. b Nervus acusticus. c Proc. condyloideus des Unterkiefers. d Zurückgeschlagene Dura mater mit Granulationswucherungen.

*) Bereits durch ältere Beobachtungen festgestellt: Lieutaud, Hist. anat. med. Vol. II. lib. III. obs. 108. Kuh, Klinische Beiträge etc. Fall 2. Seite 20.

in die Knochensubstanz ein. Häufig finden sich an der Leiche demarkirende Processe, Osteosclerose und Osteophyten.

Necrosis ist erheblich seltener als Caries, betrifft am häufigsten den Warzenfortsatz, die untere Gehörgangswand, die Gehörknöchelchen und die Pyramide. Die Squama ist zuweilen ganz isolirt von Necrose befallen und kann in toto abgestossen werden. Es werden sogar Fälle berichtet, wo fast das ganze Schläfenbein necrotisch ausgestossen wurde, mit Erhaltung des Lebens.

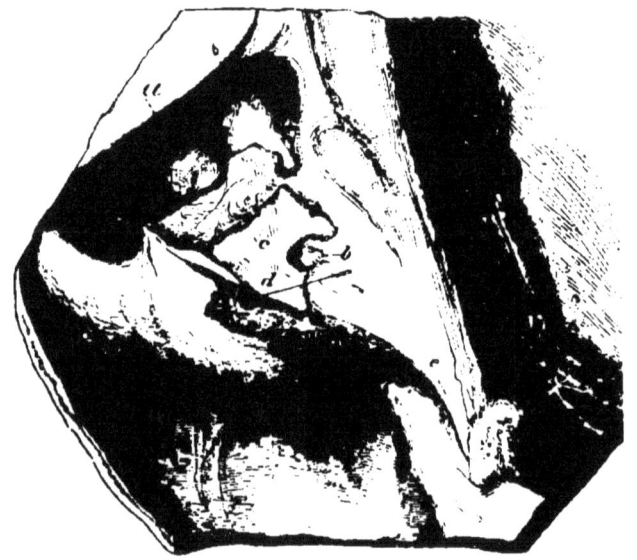

Fig. 4.

Als [lethale]Folgezustände sind am häufigsten eitrige Meningitis*), Gehirn-Abscess**), Sinus-Phlebitis mit Pyä-

---

Fig. 4. Necrose der Pyramide. a Sinus transversus. b Nerv. acusticus. c Sequester, bei starkem Druck etwas beweglich. d Sonde in einer Oeffnung der Labyrinthhöhle. e Spitze der Pyramide. Tod durch Abscess im Kleinhirn.

*) Guckelberger. l. c. Hinton, Med. chir. Transactions. 39. S. 101. 1856. v. Tröltsch, Virchow's Archiv. XVII. S. 14. Voltolini, Ibid. XVIII. S. 2. Ulmer. Wiener med. Halle. 1861. S. 40, 41. Ockel, Petersb. med. Zeitschr. 1862. Wendt, Arch. f. phys. Heilkunde von Wagner. 1870. u. s. w.

**) Lebert, Virch. Arch. X. v. Tröltsch, Ibid. XVII. S. 42. Gull, Guys hosp. rep. 1858. Gruber. Zeitschr. der Wien. Aerzte. 1860. Schott, Würzb. med. Zeitschr. 1861. S. 462. R. Meyer, Pathologie des Gehirnabscesses. Zürich. 1867. Unter 18 Fällen nach Felsenbeincaries 14 mal rechts, 4 mal links. Wendt, l. c. u. s. w.

mie*); dazwischen häufig Combinationen. Viel seltener sind tödtliche Blutungen durch cariöse Anätzung des Canalis caroticus und Arrosion der Carotis cerebralis**), der A. meningea media, der grossen Venensinus, oder des Bulbus venae jugularis.

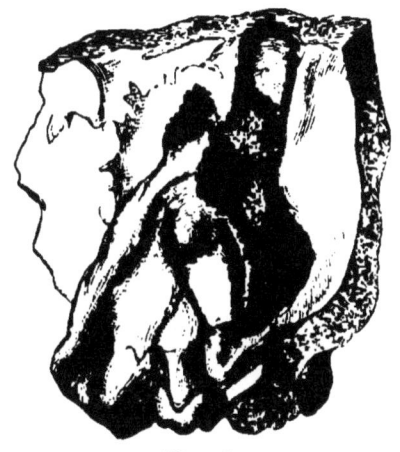

Fig. 5.

Auf welchen Wegen die Fortleitung der eitrigen Entzündung erfolgt, bleibt häufig bei der Section unklar; in vielen Fällen nachweislich auf dem Wege der Venen (Aquaeductus vestibuli und cochleae), durch den faltenartigen Fortsatz der Dura mater in der Fissura petroso-squamosa, entlang dem Neurilem des Acusticus oder auch des Facialis und längs des Binde-

Fig. 5. Caries des Sulcus transversus von enormer Ausdehnung bei Caries des Proc. mastoideus. Der Sinus transversus stark verdünnt, aber ohne Ulceration. (Nach Toynbee, Diseases of the ear. S. 327.)

*) Lallemand, Lettres. IV. § 36. Bruce, London. med. gaz. Vol. 27. S. 608. (Vorzügliche Abhandlung). Sédillot, De l'infection purulente. 1848. Toynbee, Med. chir. Transactions. 1851. Vol. 34. Lebert, Ueber Entzündung der Hirnsinus. Virch. Arch. IX. 1855. Heussy, Zürich, 1855. Weill, Strassburg, 1858. v. Dusch, Zeitschr. f. rat. Med. 1859. Cohn, Klinik der embolischen Gefässkrankheiten. Berlin, 1860. v. Tröltsch, Virch. Arch. XVII. 1, 2. Gruber, Wiener Wochenbl. 1862. No. 24, 25. Lancereaux, De la thrombose et de l'embolie cerebrale. Paris, 1862. Griesinger, Arch. für phys. Heilkunde. 1862. Schwartze, A. f. O. VI. S. 219. Politzer, Ibid. VIII. S. 288. O. Heubner, Arch. für phys. Heilkunde. IX. 1868. Wreden, Petersb. med. Zeitschr. XVI. 5. S. 61—137. Wendt. Arch. für Heilkunde von Wagner. XI. S. 562.

**) Kimmel, Observatio anat. patholog. de canali carotico carie syphilitica exeso. Lipsiae, 1805. Mit Abbildung. Boinet, Arch. de méd. 1837. Lavacherie, Bulletin de l'acad. de méd. 1848. Vol. 7. S. 789. Santesson, Hygiea. Bd. XIV. 1855. Chassaignac, Traité de la suppuration. T. I. S. 529. Gaz. des hôp. 1857. S. 226. Marc Sée, Bullet. de la soc. anat. de Paris. 1858. S. 6. Toynbee, Med. chir. transactions. 43. S. 217 bis 224. 1861. Baizeau, Gaz. des hôp. 1861. S. 350. Tödtliche Ohrblutung bei syphil. Caries, Deutsche Klinik. 1863. No. 23. Böke, Pesth. med. chirurg. Presse. X. 28. A. Hermann, Wien. med. Wochenschrift. XVII. 30—32. Pilz (Billroth). Diss. inaug. Berlin, 1865. Broca, Gaz. des hôp. 1866. No. 53. S. 240. Hynes, The Lancet. 1870. No. 13. Jolly, Arch. génér. de méd. 1870. März.

gewebes an den Gefässen, welche den Knochen durchsetzen (Tegmen tympani, Hiatus subarcuatus).

Zuweilen erfolgt der Tod unter schweren Hirnsymptomen, wo man in der Leiche im Gehirn nichts Pathologisches findet (häufiger im Kindesalter), als höchstens Gehirnödem, dessen causaler Zusammenhang mit dem Ohrleiden vielleicht höchst unwahrscheinlich ist.

Ueber die Beziehungen der Caries zu Gehirnabscessen haben sich die Anschauungen in der neueren Zeit wesentlich modificirt. Während man früher im Allgemeinen den Zusammenhang so auffasste, dass der Hirnabscess das Primäre sei und sich durch das Cavum tympani einen Eiterweg nach aussen bahne*), höchstens für Ausnahmefälle die Annahme gelten liess, dass die Caries des Ohres primär und der Hirnabscess secundär sei, fasst man heute die Sache ganz allgemein umgekehrt auf.

Der erste, der dies mit Bestimmtheit für alle Fälle behauptete, war Morgagni (l. c. I. ep. XIV. art. 6). Er erklärte bestimmt, dass in der Mehrzahl der Fälle die Hirnaffection nur Folge der bis in die Schädelhöhle vordringenden Caries sei. Der entgegengesetzte Vorgang, dass eine zuerst in der Schädelhöhle entstandene Eiterung sich einen Weg durch das Ohr nach aussen bahne, könne auch wohl vorkommen, sei aber gewiss sehr selten.

Nur von einzelnen Autoren (z. B. Odenius**) wird für Ausnahmefälle die Berechtigung der alten Anschauung auch heute noch festgehalten. An der Möglichkeit der Entleerung eines Hirnabscesses im Mittelhirn oder Kleinhirn durch das Schläfenbein (Otorrhoea cerebralis, Itard) ist sicher nicht zu zweifeln, weil sich Gehirnabscesse auch sonst an anderen Stellen des Schädels durch natürliche oder fistulöse Oeffnungen

---

*) Otto (Seltene Beobachtungen etc. II. S. 97) sagt: „Der Abscess, den ich immer nur im mittleren Hirnlappen, nie im kleinen Gehirn gesehen habe, liegt an der tiefsten Stelle des ganzen Gehirns, und der Eiter muss sich also, der Schwere gemäss, herabsenken und den Knochen durchfressen."

Dieselbe Annahme der Eröffnung des Gehirnabscesses in das Cavum tympani nach Zerstörung seiner Decke oder der Zellen des Zitzenfortsatzes begegnen wir noch bei Rokitansky, 3. Auflage. Band 1, 2. S. 460. 1855.

Der von Odenius zur Stütze seiner Annahme beigebrachte Fall ist folgender: Nach Kopfverletzung Abscess im rechten Kleinhirn mit Pacchymeningitis. An der Pars petrosa ein oberflächlicher Ulcerationsprocess an der äusseren Mündung des Aquaeductus vestibuli, während das innere Ohr nur sehr schwache Spuren eines Mitleidens zeigte.

**) Medicinske Archiv. III. 1. No. 4.

einen Ausweg zur Entleerung des Eiters suchen (Siebbein, Stirnbein, Keilbein, Scheitelbein). Die Behauptung Lallemands, dass der Eiter des Gehirnabscesses sich nie an einem andern Orte als im Ohr einen Ausweg suche, ist unrichtig. Thatsächlich ist aber der umgekehrte Vorgang, dass der Hirnabscess secundär und nur Folge der Ohreiterung ist, vermittelt durch Entzündung der Venen, gewiss die Regel. Uebrigens ist nicht zu vergessen, dass Hirnabscess und Ohrleiden gleichzeitig aus derselben Ursache (Trauma) neben einander entstanden sein können, worauf schon Albers aufmerksam gemacht hat. Die auf Otitis folgenden Gehirnabscesse sitzen im Schläfenlappen des Grosshirns oder im Kleinhirn, vorzugsweise rechts.

Heusinger*) fand in einem Falle neben Thrombose des rechten Sinus transversus doppelten Gehirnabscess (im unteren Grosshirnlappen und im Kleinhirn) bei völlig latentem Verlauf. Häufig steht der Gehirnabscess nicht in continuirlichem Zusammenhang mit dem cariösen Herde.

v. Tröltsch fand in einem Falle einen Abscess in der dem Ohr entgegengesetzten Hirnhälfte, ebenso Magnus.**)

Für solche Fälle wird entweder das Zustandekommen durch Metastase (Embolie) supponirt, oder von Andern überhaupt jeder Causalnexus zwischen Caries und Abscess geleugnet und Tuberculose der Lunge als Ursache des Hirnabscesses betrachtet (Infection des Hirns von einer gangränösen Caverne aus), oder schliesslich an die Möglichkeit einer zufälligen Coincidenz der sehr häufigen Caries des Schläfenbeins mit einem idiopathischen Hirnabscess recurrirt (?), worauf übrigens schon Abercrombie hingewiesen hatte.

Ausnahmsweise kommen Fälle vor, wo nach chron. Otitis nicht Hirnabscess, sondern ein Hirntumor entstand.***)

Dass Caries im Schläfenbein nicht selten vollkommen zur Heilung kommt, beweisen neben zahlreichen klinischen Erfahrungen die Sectionsbefunde. Blieb das Labyrinth von der Caries verschont, so ist durchaus nicht immer Vernichtung des Gehörs mit solcher verbunden, sondern es kann je nach Aus-

---

*) Virchow's Arch. XI. S. 92.
**) A. f. O. VI. S. 293.
***) Bright, Guy's hosp. reports. II. 1857. S. 279. 2 Fälle. Fischer, (Fall aus Traube's Klinik). Charité-Annalen. 1863.

dehnung und Localität der Zerstörung ein oft sehr erheblicher Rest des Hörvermögens erhalten bleiben.

Fracturen der Schädelbasis betreffen sehr häufig das Schläfenbein und veranlassen Abfluss des Liq. cerebro-spinalis, wenn sie sich in das Labyrinth oder den Porus acusticus internus fortsetzen, in welchen mit der Dura mater und Arachnoidea auch der Subarachnoidealraum eintritt. Eine Ruptur des Trommelfells und Blutung aus dem Ohr ist gewöhnlich damit verbunden, aber nicht immer. Der Liquor kann in letzterem Falle aus einer Fissur des knöchernen Gehörganges heraussickern. Zuweilen geht die Fissur durch beide Felsenbeine, auch wenn das Trauma nur auf eine Seite des Kopfes gewirkt hatte.[*]) Die bei genauerer Präparation des Felsenbeines vorfindlichen Zerstörungen sind natürlich äusserst variabel. Wendt fand z. B. in einem Falle neben Fractur der Fussplatte des Stapes und der Knochenbrücke zwischen ovalem und rundem Fenster, im Vorhof und in der Paukenhöhle Gehirnmasse. Dass Gehirnmasse aus dem Gehörgange hervorkommen kann, ist bekannt.

Die gewöhnliche Folge von Felsenbeinfracturen ist der Tod durch Entzündung des Gehirns und seiner Häute, die sich mitunter erst mehrere Wochen nach der Verletzung entwickelt. Verläuft die reactive Entzündung nicht tödtlich, so bleibt absolute Taubheit zurück. Bleibt die Entzündung der Hirnhäute aus, so kann die Fractur verheilen, selten durch knöcherne Consolidation, häufiger durch fibröse Vereinigung. Diese Möglichkeit ist durch zuverlässige Sectionsbefunde erwiesen.[**])

Neubildungen. Exostosen vom Schläfenbein ausgehend und in die Schädelhöhle prominirend sind von mehreren Autoren angeführt, schon von Petit, Cruveilhier (Anat. patholog. II. Livraison XXVI), Toynbee (Catalogue, No. 791).

---

[*]) Fall von Voltolini. M. f. O. 1869. S. 110.
[**]) Siehe Langenbeck's Archiv. VI. S. 576. Nach Fall auf die linke Seite des Hinterkopfes linksseitige Taubheit und Facialislähmung. Genesung. Tod 7 Monate später an Tuberculosis. Anatomischer Befund: An der Basis der Fissur entsprechend gelbliche, rostbraune Färbung. Bindegewebsneubildung im Gehirn. Der Ursprung des N. acusticus sin. im vierten Ventrikel weniger weiss als der der rechten Seite, mit zahlreichen Corp. amylacea durchsetzt. Nervenfasern im Acusticusstamm normal. Die Schädelfissur geht durch die Pars tympanica, durch den Porus acusticus ext. und trennt den Warzen- und Schuppentheil vom Os petrosum. Die Lücke ist theilweise durch fibröses Gewebe, theils durch Knochenmasse ausgefüllt.

Einen Fall von colossaler Grösse aus dem pathologischanatomischen Museum in Halle, bei gleichzeitiger sclerotischer Verdickung der Schädelknochen, hat R. Volkmann abgebildet.*)
Kleinere Exostosen innerhalb der Höhlen des Gehörorgans sind häufiger, am bekanntesten im Gehörgang, wo sie zum völligen Verschluss desselben führen können.

Was als Tuberkel oder tuberkelartige Infiltration des Felsenbeins besonders von französichen Autoren beschrieben**) und als häufige Ursache chronischer Otitis und Caries bei Phthisikern angenommen worden ist, entspricht dem jetzigen Begriff der Ostitis caseosa. Die als Tuberkel beschriebenen Herde sind cariöse Knochencavernen, welche eingedickten Eiter enthalten. Wirkliche Tuberkel im Felsenbein sind eine sehr seltene Erscheinung, kommen aber vor und sind neuerdings von Zaufal***) beschrieben worden.

Ein von mir gefundener taubeneigrosser Tuberkelknoten am Porus acusticus int. ging nicht vom Felsenbein selbst, sondern von der Dura mater aus.

Beim Schweine soll die primäre Tuberculose des Schläfenbeins nicht selten vorkommen.†)

Cholesteatoma.

Virchow, Virch. Arch. VIII. S. 371. — Toynbee, Lond. med. Gaz. 1850. Nov. Med. chirur. Transactions. Vol. 45. VII. Series. Diseases of the ear. 1860. — Gruber, Allgem. Wien. med. Ztg. 1862. No. 31, 33. — H. Fischer, Charité-Annalen. 1865. XIII. S. 262. — Prahl, Diss. inaug. Berlin, 1865. — Batemann, On cholesteatoma. Arch. of med. Vol. IV. 1866. — v. Tröltsch, A. f. O. IV. S. 99, 103, 106, 112, 118, 127 und Lehrbuch. 6. Aufl. S. 461. — Buhl (Nobiling), Bayr. ärztl. Intelligenzblatt. 1869. No. 33. Fall 4. — Lucae, Verhandl. der Berl. med. Gesellsch. I. (Sitzung vom 26. Febr. 1873) und Arch. für O. VII. S. 254. — Wendt, Arch. f. phys. Heilkunde von Wagner. XIV. 1873. — Sitzungsprotocoll der Section für Ohrenheilkunde auf der Naturforscher-Vers. in Leipzig. 1873. (Siehe Arch. f. O. VIII. S. 215.)

Das Cholesteatom des Schläfenbeins (Perlgeschwulst Virchow, Molluscous oder Sebaceous tumours Toynbee) ist

---
*) Knochenkrankheiten. S. 429.
**) Rilliet und Barthez, Traité des malad. des enfants. Bruxelles. II. S. 489. Nélaton, Recherches sur l'affections tuberc. des os. Paris. 1837. S. 46. 70. Grisolle, Presse méd. 1837. No. 32.
***) A. f. O. II. S. 174.
†) Schütz, Virchow's Arch. Band 66. S. 93.

ein Sammelbegriff verschiedener pathologischer Zustände. In den seltensten Fällen handelt es sich um eine vom Knochen oder anderen Theilen des Ohres [Gehörgangshaut*), Trommelfell**), Paukenschleimhaut***)], ausgehende wahre Neubildung, analog dem Cholesteatom anderer Schädelknochen (Occiput, os frontis) oder des Gehirns und der weichen Hirnhäute, bestehend aus

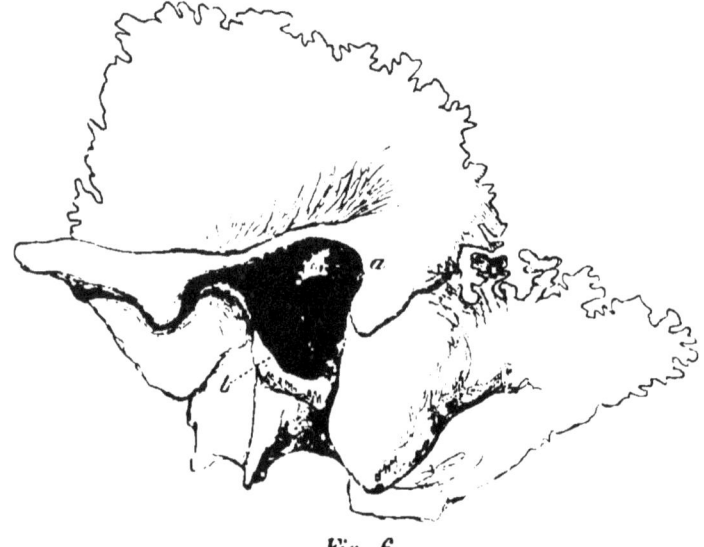

Fig. 6.

einer dünnen, fibrösen Kapsel und einem, stearinähnlichen, perlmuttartig glänzenden Inhalt, dessen morphologischer Hauptbestandtheil platte Zellen von polygonaler Gestalt (Epidermiszellen) sind, daneben häufig, aber oft nur spärlich und un-

---

Fig. 6. Usur durch Cholesteatom. a ist ein grosses Loch in in der hinteren Gehörgangswand, das in eine wallnussgrosse, übrigens vollständig abgeschlossene Höhle in der Pars mastoidea führt, mit vollkommen glatten und soliden Wandungen. b ist der Zugang zur Paukenhöhle. Am Sinus transversus ist eine durchscheinend dünne Knochenstelle. Das zugehörige rechte Schläfenbein war vollkommen normal.

*) Toynbee, Sebaceous tumours in the ext. auditory meatus. Med. chirur. transact. Vol. 44. Schwartze, A. f. O. VI. S. 294, Ibid. VII. 259. Anm.
**) Hinton, A. f. O. II. S. 151. Wendt, A. f. Heilk. XIV. Heft 6. Küpper, A. f. O. XI. S. 18.
***) J. Gruber (l. c.).

regelmässig Cholestearinkrystalle. (Nach Lucae auch kernhaltige Riesenzellen.)*)

In diesen Fällen, wo es sich um eine wahre Neubildung handelt, fehlt anfänglich jede entzündliche Reizung in der Umgebung, und erst später tritt ein Eiterungsprocess mit destructiver Tendenz hinzu (Perforation des Trommelfells, oder des Knochens an der obern Gehörgangswand oder des Sulcus transversus mit Eröffnung der mittleren oder hinteren Schädelgrube).

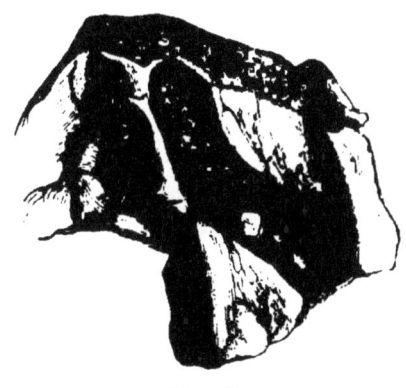

Fig. 7.

Dass das Cholesteatom als echte Neubildung im Mittelohr vorkommt, ist neuerdings durch einen Sectionsbefund von Lucae (l. c.) sicher gestellt, wo sich neben derselben weder Entzündung in der Pauke, noch Perforation des Trommelfells vorfand.

In der grossen Mehrzahl aller Fälle von sogen. Cholesteatom im Schläfenbein handelt es sich um nichts weiter als eine Retention von Entzündungsproducten resp. eine Folge von Eiterungsprocessen (v. Tröltsch). Um einen Kern von verfettetem und käsig eingedicktem Eiter bildet sich eine Ansammlung von concentrisch geschichteten Epidermiszellen mit mehr oder weniger reichlich eingestreuten Massen von Cholestearinkrystallen; eine bindegewebige Kapsel fehlt vollkommen. Die Ursache dieser Ansammlungen ist eitriger Mittelohrcatarrh mit polypösen Granulationen und Perforation des Trommelfells.

Solche Ansammlungen können sich in den natürlichen Höhlen, am häufigsten im Antrum mastoideum, aber auch in

---

Fig. 7. Usur des Sulcus transversus durch Cholesteatom mit Arrosion des Sinus. (Otorrhagie.) Antrum mastoideum und Paukenhöhle bedeutend erweitert durch Druckatrophie, mit glatten Wandungen. Die Oeffnung im Sulcus misst 11 Mm. in der Länge und 5—6 Mm. in der Breite und hat vollkommen glatten Rand.

*) R. Volkmann (Knochenkrankheiten, S. 487), stellt das Cholesteatom in die Mitte zwischen Canoroid und Atherom.

Paukenhöhle, Gehörgang, oder in durch Druckusur erweiterten oder neugebildeten Hohlräumen im Schläfenbein vorfinden. Auf diese Weise kann das ganze Schläfenbein dursetzt und zerstört sein. Keineswegs coincidirt immer Caries. Durch Druck auf die Umgebung bei ihrem Wachsthum und beim Aufquellen, ferner durch Retention und Resorption der bei ihrem Zerfall oder nebenher gebildeten Secretionsproducte können sehr ernste Erkrankungen, oft sogar der Tod folgen (eitrige Sinusthrombose mit Pyämie, Meningitis, Hirnabscess).

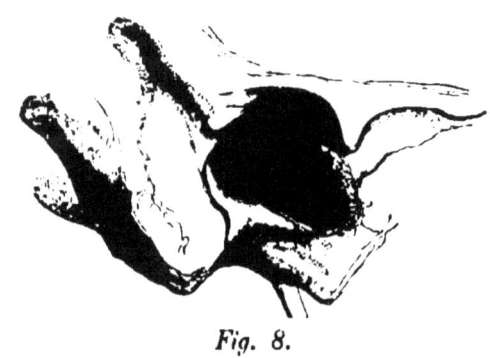

Fig. 8.

Von Zeit zu Zeit pflegen sich unter Vorangehen heftiger Schmerzen (durch Quellung der Masse bedingt) Theile der Retentionsgeschwulst abzulösen und auszustossen.

Die platten polygonalen Zellen, welche den Haupttheil dieser Massen und der ganzen Geschwulst zu bilden pflegen, übertreffen die normalen Pflasterepithelien der Mittelohrschleimhaut an Grösse erheblich (um das 3fache und mehr, 0,02—0,03 Mm. Durchmesser) und sind den Epidermiszellen vollkommen ähnlich. Die anscheinend fehlenden Kerne treten nach Imbibition mit ammoniakalischer Carminlösung deutlich hervor (Lucae). Zwischen den Zellen finden sich sehr häufig Fettkörner, mitunter Pilzfäden.

Woher jene grossen platten Zellen stammen, ist mehrfach discutirt worden. Lucae hält die Granulationen für den Keimboden der Epidermiszellen, deren ältere Schichten sich fortdauernd abstossen und allmälig in der Höhle des Mittelohres ansammeln. Derselbe betrachtet deshalb auch die Entfernung der Granulationen als die Hauptaufgabe der Therapie. v. Tröltsch hat zuweilen auch in der normalen Auskleidung des Antrum mastoideum

---

Figur 8. Usur des äusseren Gehörganges durch Cholesteatom.

ähnliche riesig grosse, flache Zellen gefunden, am häufigsten aber bei Eiteransammlungen in dieser Höhle und kann es daher nach ihm sehr wohl möglich sein, dass bei pathologischer Reizung und Druck deren epitheliales Oberflächenproduct sich in ganz besonderer Weise entwickelt und gestaltet. (Lehrbuch S. 425.) Thatsächlich nimmt das Paukenepithel im Laufe chronischer eitriger Entzündungen mit Trommelfelldefecten häufig eine vollkommen oberhautartige Beschaffenheit (Rete Malpighii, Epidermis) an. Wendt sieht das Wesen des sogenannten Cholesteatoms des Schläfenbeins in einer Art von desquamativer Entzündung der Schleimhaut des Mittelohrs (mit und ohne Perforation des Trommelfells vorkommend), deren Epithel während oder nach chronisch entzündlichen Processen mit Trommelfelldefecten eine epidermisartige Beschaffenheit annehmen kann unter Bildung eines Rete Malpighii. Auch eine chronische Entzündung der Gehörgangswände könne zur Bildung eines Cholesteatoms Veranlassung geben, wenn die abgestossenen Massen beim Bestehen eines Trommelfelldefectes, oder durch Usur der knöchernen Gehörgangswand nachträglich in das Mittelohr gelangt sind.

Maligne Tumoren im Schläfenbein kommen nicht häufig vor, wenn man die Fälle ausschliesst, wo Tumoren benachbarter Theile (Parotis, Schädelbasis, Highmorshöhle etc.) zu secundären Zerstörungen im Ohre geführt haben. Ich selbst habe 3 Fälle von primärem Epithelialkrebs des Schläfenbeines gesehen und zwei davon beschrieben, wo die Geschwulstbildung von der Paukenschleimhaut ausging. (Arch. für O. IX. S. 208 und S. 215. Anmerkung.)

Fig. 9 zeigt die Ausdehnung der dadurch herbeigeführten Zerstörung im Knochen eines dieser Fälle, von der Schädelhöhle aus gesehen.

Die l. c. zusammengestellte Casuistik aller sonst aus der Literatur mir bekannt gewordenen malignen Tumoren beschränkt sich auf 5 Fälle von Toynbee*) (Carcinom), 1 Fall von Gerhard**) (Carcinom des linken Felsenbeins), 1 Fall von Billroth***) (ohne Section), 2 Fälle von Wilde†) (Osteosarcom), 1

---

*) Diseases of the ear. Cap. XVII.
**) Jenaer Zeitschr. I. 4.
***) Arch. f. klin. Chir. X. S. 67. Vergl. auch A. f. O. V. S. 28.
†) Pract. Bemerkungen etc. S. 244.

DAS SCHLAEFENBEIN IM ALLGEMEINEN.

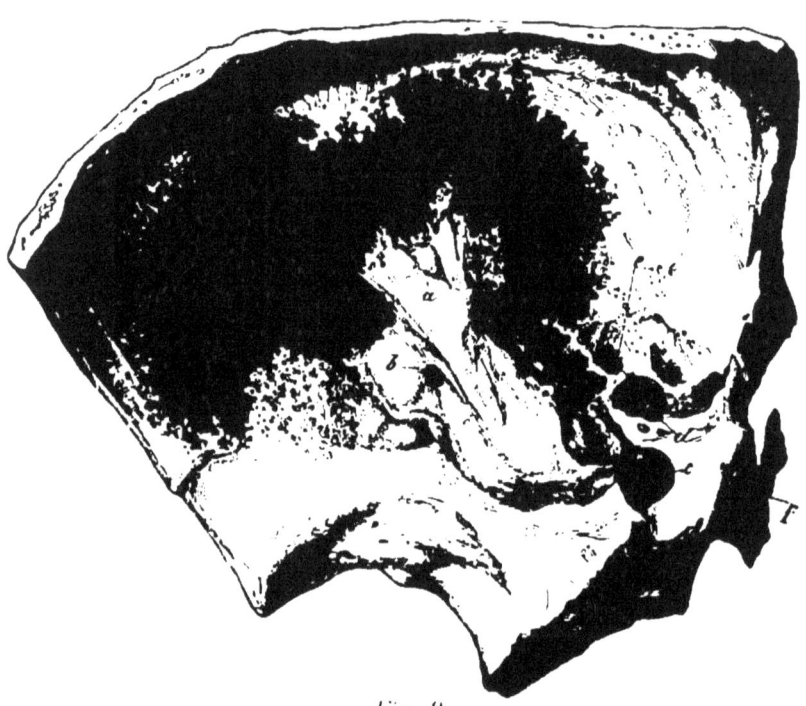

Fig. 9.

Fall von Travers*) (ohne Section), 1 Fall von Böke**), 1 Fall von Wishart***), 1 Fall von Robertson†) (Sarcom). Dazu kommen noch 3 Fälle von Cruveilhier, Anatomie pathologique du corps humain, II. XXVI. Livraison, Planche II., von denen 2 allerdings unter dem Namen „tumeurs fibreuses du rocher" beschrieben sind, die aber nach der Ansicht von Rokitansky (III. Auflage, S. 405) höchst wahrscheinlich zum Krebs zu rechnen sind, obwohl C. bei dem ersten Falle, der am ausführlichsten beschrieben und mit schöner Abbildung versehen ist, ausdrücklich hinzufügt, ne présentait pas le moindre vestige de dégénération cancereuse. Aus einer Bemerkung C.'s scheint hervorzugehen, dass er Tumoren von der hinteren oder vorderen Fläche des Felsenbeins ausgehend

Fig. 9. Zerstörung des Schlafenbeins durch Epithelialkrebs. a. Medianer Rest der Pars petrosa, an deren Spitze (oberer Fläche) der Knochen ebenfalls durch die Neubildung zerstört ist. b. Por. acust. int. c. For. lacerum ant. d. For. ovale, durch Zerstörung seines Randes um das Doppelte seines natürlichen Umfangs vergrössert. e. For. spinosum. f. Keilbeinhöhle.

*) Froriep's Notizen, Bd. 25. No. 22. S. 352.
**) Wiener med. Halle, 1863. No. 45-46.
***) Edinb. med. and surg. journ. XVIII. S. 323.
†) Transactions of the American Otological Society. 1870.

häufiger gefunden hat. „Ces tumeurs sont tantôt fibreuses, tantôt osteo-fibreuses; d'autres fois, elles présentent la dégénération cancéreuse dans une partie de leur étendue. La description des tumeurs du rocher mériterait de trouver place dans l'histoire des

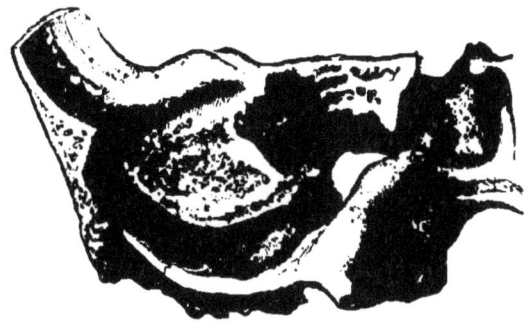

Fig. 10.

tumeurs développées dans le crâne etc." Der Tod erfolgt meist durch Marasmus oder Hirndruck, seltener durch eitrige Basilarmeningitis.

Ohrmuschel.

Bildungsfehler.

Voigtel, Handbuch der patholog. Anatomie. Halle. 1804. — Meckel, Handbuch der patholog. Anatomie. I. S. 400—406. — Beck, Krankheiten des Gehörorgans. Heidelberg und Leipzig, 1827. S. 106. — Mich. Jäger, Klin. Beobachtungen über Augen- und Ohrkrankheiten (v. Ammon's Zeitschrift für Ophth. V, 1). — Hyrtl, Beiträge zur patholog. Anatomie des Gehörorgans. Oesterr. med. Jahrb. XI. 1838. (Ursprüngliche Bildungsfehler bei Taubstummen und Missgeburten betreffend). — v. Ammon, die angeborenen chirurg. Krankheiten des Menschen. Berlin 1839. S. 26. Taf. V. Fig. 12 bis 17. Taf. XXXIII. Fig. 16. — Schmalz, Verkümmerung der Ohrmuschel mit Fehlen des Gehörgangs. Beiträge etc. Leipzig, 1846. S. 1. u. 2. — A. Thompson, Edinburg. Journ. of med. science. April 1847. —

Fig. 10. Zerstörung des Felsenbeins durch tumeur fibreux (?) nach Cruveilhier. Die Geschwulst ging wahrscheinlich aus von dem Fortsatz der Dura mater im Porus acust. int. Die Lücke im Knochen nimmt die innere Hälfte der hinteren Fläche der Pars petrosa ein, communicirt breit mit dem Canalis caroticus, und vereinigt den Meat. audit. int., welcher nicht mehr zu unterscheiden ist, mit dem Foramen lacerum posterius.

Birnbaum, Diss. inaug. Giessen, 1848. — Wallmann, Ueber Missbildungen des knöchernen Gehörorgans. Virch. Arch. 1857. VI. S. 603. — Stahl, Einige Skizzen über Missstaltungen des äusseren Ohres. Allgem. Zeitschrift für Psychiatrie. XVI. S. 479. 1859. — Toynbee, Diseases of the ear. 1860. S. 15. — M. Schultze, Missbildungen im Bereiche des ersten Kiemenbogens. Virch. Arch. XX. S. 378. — Heusinger, Ueber Halskiemenfisteln von noch nicht beobachteter Form. Virch. Arch. — Betz, Ueber Fistula auris congenita, Memorabilien. VIII. 24. Juni. 1863. — Bauer, Ueber die Felsenbeine der Hemicephalen. Diss. inaug. Marburg, 1863. — Kollmann, Beiträge zur Entwickelungsgeschichte des Menschen. Zeitschr. für Biologie. IV. S. 260 u. Taf. VII. — Lucae, Virch. Arch. XXIX. S. 62 und A. f. O. X. S. 238. — Heusinger, Virch. Arch. XXIX. S. 361. — Virchow, Ibid. XXX. S. 221 und XXXII. S. 518. — Voltolini, M. f. O. II. No. 1. 1866. — Flechinger, Allgem. Wiener med. Ztg. 1866. No. 16. — Wreden, Petersb. med. Zeitschr. XIII. S. 204. 1867. — Heusinger, Deutsche Zeitschrift für Thiermedicin und vergleichende Pathologie. II. 1870. — Gruber, Lehrbuch. 1870. S. 276. — Schmitz, Ueber Fistula auris congenita und andere Missbildungen des Ohres. Diss. inaug. 1873. Halle.

Bildungsfehler. Völliger Defect als Hemmungsbildung kommt einseitig oder doppelseitig vor. Viel häufiger partieller Defect (Lobulus, Helix, Antihelix, Knorpel) und Verkrüppe-

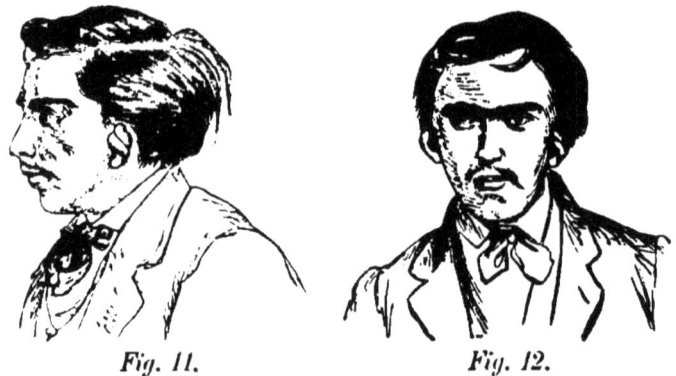

Fig. 11. *Fig. 12.*

lungen der Ohrmuschel (Microtie) in verschiedener Weise. Bald erscheint sie von oben nach unten zusammengedrückt (Katzenohr wie beim Pan in der alten Sculptur), s. Fig. 11, 12, 13, 14, 15 bald spindelartig verdreht, s. Fig. 16 und 17 und mit tiefen Einkerbungen oder sogar mit horizontaler Spaltung. Der Tragus kann so nach innen gerichtet werden, dass

---

Fig. 11 u. 12. Doppelseitiges Katzenohr mit Stenose der Gehörgänge und angeborener Schwerhörigkeit. Halbseitige Gesichtsatrophie.

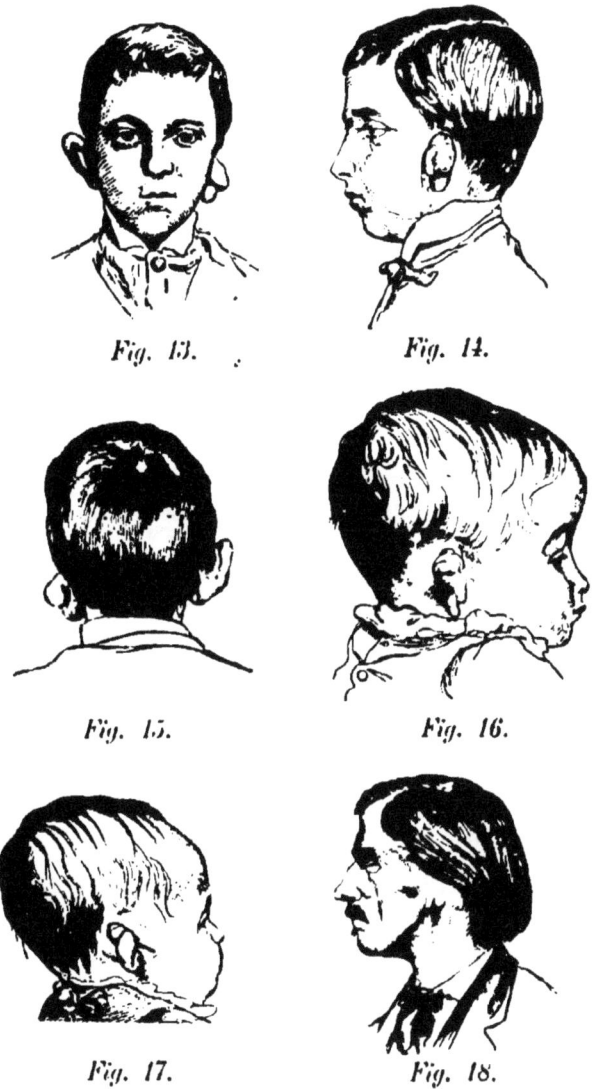

Fig. 13.   Fig. 14.

Fig. 15.   Fig. 16.

Fig. 17.   Fig. 18.

Fig. 13, 14, 15. Links Katzenohr und nach unten dislocirt, rechts abnorme Vergrösserung der Ohrmuschel. Halbseitige Gesichtsatrophie.

Fig. 16. Doppelseitige Verkrüppelung der Muschel mit Atresie der Gehörgänge. Taubstummheit.

Fig. 17. Einseitige Verkrüppelung der Muschel mit Atresie des Gehörgangs.

Fig. 18. Microtie mit Stenose des Gehörgangs. Nur der Lobulus erhalten und gespalten. Halbseitige Gesichtsatrophie.

durch ihn der Gehörgang verschlossen wird; in Fig. 18 war nur der gespaltene Lobulus vorhanden, unterhalb desselben der Eingang in den hochgradig verengten und nach oben gerichteten Gehörgang dessen Grund durch das Trommelfell in normaler Weise abgeschlossen war. Nach hinten von der rudimentären Ohrmuschel war ein dislocirter Ohrknorpel unter der Haut fühlbar.

Der Lobulus ist häufig mit der Haut verwachsen, seltener der obere Muschelrand.

Gewöhnlich bestehen neben Verkrüppelung der Ohrmuschel, wie sie Fig. 19, 20, 21 und 22 darstellen, weitere Missbildun-

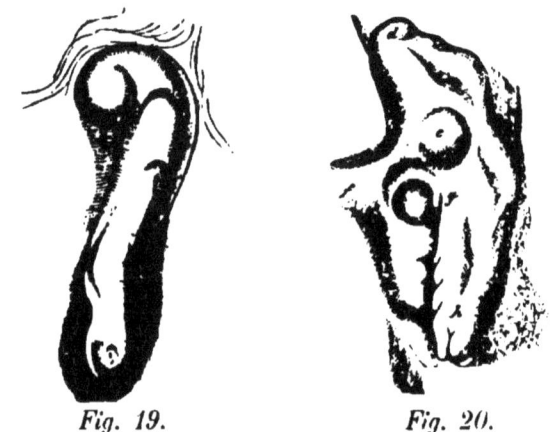

Fig. 19. *Fig. 20.*

Fig. 19. (Nach Mich. Jaeger in v. Ammon's Zeitschrift für Ophth. Bd. V. Heft 1.) Verkrüppelte Ohrmuschel bei fehlendem Gehörgang. Ohrknorpel nicht entwickelt, nur 7 Linien lang, mit 3 kleinen blinden Vertiefungen. Lobulus so gross, wie der des gesunden Ohres. Nur der Helix ist angedeutet, Tragus, Antitragus, Antihelix, Concha und Fossa navicularis fehlen.

Fig. 20. (Nach Mich. Jaeger, a. a. O.) Verkrüppelung der Ohrmuschel mit Atresie des Gehörgangs. Das Ohr ist sehr schmal. Der hintere Rand des Helix steht nach vorn (d); vom Antihelix (e) und der kahnförmigen Grube ist nur schwache Andeutung bemerkbar. Der Tragus (f) steht nach hinten und lässt eine knorplige Spitze durch die Haut fühlen. Von ihm läuft nach unten und vorn ein fühlbarer knorpliger Halbring aus, nach Jaegers Vermuthung eine Andeutung des knorpligen Gehörganges. Dem Tragus gegenüber sieht man eine Spur des Antitragus (g) und hinter ihm 2 blinde Grübchen. Die eigentliche Muschel fehlt, Lobulus (h) ist an seinem hinteren Rande und am unteren Ende mit der Haut verwachsen; ebenso der Helix; nur an seinem grösseren Ausschnitte ist eine nicht angewachsene Stelle und dadurch eine taschenförmige 2 Linien lange und breite Vertiefung.

gen in den tieferen Theilen des Ohres, Atresie, Stenose oder völliger Defect des Gehörgangs oder selbst des Labyrinths. Es kann aber auch ausnahmsweise der übrige Ohrapparat vollkommen normal ausgebildet sein.

Besonders häufig findet sich gleichzeitig Stenose oder Atresie des Gehörgangs. Nach Virchow*) sind angeborene Anomalien am äusseren Ohre und in dessen Umgebung auf frühe Störungen in der Schliessung der ersten Kiemenspalte zurückzuführen und kommen dieselben häufig neben Halskiemenfisteln, Gaumenspalten und anderen Hemmungsbildungen der Gesichtsknochen vor, häufig mit halbseitiger Gesichtsatrophie, s. Figur 12. 13 und 18. Schon früher hatte Stahl darauf hingewiesen, dass Difformität des Ohrknorpels als Symptom einer Bildungs-

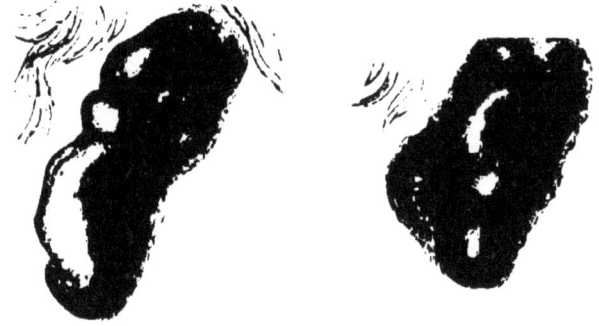

Fig. 21.   *Fig. 22.*

hemmung des übrigen Schädelbaues zu betrachten sei, und dass ihr eine semiotische Bedeutung bezüglich der übrigen Schädelentwickelung nicht abzusprechen sein möchte.

Rudimentäre Ohrmuscheln sitzen meist nicht an der normalen Insertionsstelle. Es kommt aber auch vor, dass gut ausgebildete Ohrmuscheln dislocirt erscheinen und ihren Sitz auf der Backe, am Halse, oder auf der Schulter haben.

Eine keineswegs seltene Hemmungsbildung ist die zuerst von Heusinger beschriebene Fistula auris congenita, die als ein Residuum der ersten Kiemenspalte anzusehen ist.

Die Fistelöffnung liegt meist vor dem Ohr, gewöhnlich

Fig. 21. Congenitale Verkrüppelung der Ohrmuschel. (Nach J. Gruber, Lehrbuch, S. 275.)
Fig. 22. Microtie. (Nach J. Gruber, Lehrbuch, S. 275.)
*) Virchow's Archiv. Bd. 30. S. 221 und Bd. 32. S. 518.

1 Ctm. oberhalb des Tragus, aber auch zuweilen am Ohrläppchen (Betz). Ein Stück des Fistelcanals lässt sich zuweilen mit einer sehr feinen Sonde oder Borste ein Stück verfolgen oder auch zwischen Ohrknorpel und Haut an seinen callösen Wandungen fühlen. Aus der Fistelöffnung wird zeitweise eine weiss-gelbe, rahmähnliche Flüssigkeit secernirt, welche zahlreiche Eiterzellen enthält. Bei Verstopfung der Fistelöffnung können kleine Retentionsgeschwülste vor dem Tragus entstehen. An derselben Stelle in der Haut vor dem Gehörgang zeigen sich ziemlich häufig ganz kleine narbenähnliche Grübchen, die ebenfalls auf Anomalien im Verschluss der ersten Kiemenspalte zu beziehen sind. Die Ohrfistel besteht mit oder ohne Missbildung der Ohrmuschel, zuweilen zusammen mit Halsfisteln. Communication mit dem Mittelohr oder Schlunde war in den von mir beobachteten Fällen nicht nachzuweisen.

Als Bildungsexcess kommen vor 1) abnorme Vergrösserung (s. Fig. 13 u. 15 rechtes Ohr) in toto oder partiell. 2) Auricularanhänge (Polyotia), welche so zu sagen einzelne Theile (Fig. 23) der Ohrmuschel verdoppeln. Unter der Haut ist ein verirrtes Knorpelstück fühlbar. Sie bestehen nach Virchow aus Haut, Unterhautzellgewebe und Netzknorpel. In höherem Grade selten, am häufigsten vor dem Tragus, aber auch am Lobulus und seitlich am Halse vorkommend. 3) Verdoppelung. Langer fand vier Ohrmuscheln in 2 Fällen doppelleibiger Missgeburten (l. c.). Wilde erzählt nach Cassebohm von einem Kinde mit zwei Ohren an der gewöhnlichen Stelle und zweien tiefer am Halse.

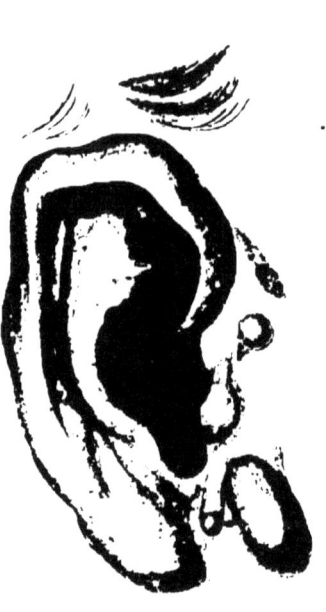

Fig. 23.

Form, Grösse, Stellung und Ansatzwinkel der Ohrmuschel

Fig. 23. (Nach v. Ammon, Taf. XXXIII. Fig. 16.) Auricularanhänge, Polyotia. Vor dem Ohr 3 warzenähnliche Anhänge

unterliegen überhaupt grossen individuellen Schwankungen. Besonders häufig sind Unregelmässigkeiten in der Bildung des Helix. Darwin schreibt dem Stammthiere des Menschen ein sogenanntes „Spitzohr" zu, d. h. ein Ohr mit einem spitz vorspringenden Zacken am Helix, wie wir es constant an Satyrn und Centauren in der alten Sculptur finden.

Othaematoma (Ohrblutgeschwulst, Haematoma auriculae, Perichondritis auricularis, Erysipelas auriculae). Vgl. Bd I. S. 98.

Bird, Journ. v. Gräfe und Walther. 1833. XIX. S. 631. — Sax e, De othaematomate vesanorum commentatio. Diss. inaug. Leipzig. 1853. Mit Literaturangabe bis 1852. — R. Hofmann, Oesterr. Zeitschr. für pract. Heilkunde. 1862. No. 33. — G. Haase (Henle's und Pfeuffer's Zeitschr. III. Reihe. Bd. 24. S. 82. 1865.) Giebt vollständiges Literaturverzeichniss von 1833—1864. — Virchow, Geschwülste. I. S. 135. — L. Meyer, Virchow's Archiv. XXXVII. Heft 4. — Gudden (Zeitschr. für Psychiatrie. XVIII.). — Griesinger. — Parreidt, Diss. inaug. 1864. Halle. — Haupt, Diss. inaug. 1867. Würzburg.

Fluctuirende Geschwulst in der Concavität der Ohrmuschel, die gebildet wird durch einen Bluterguss zwischen Knorpelhaut und Knorpel. Die Knorpelhaut wird dabei nicht allein abgelöst vom Knorpel, sondern an ihr haften gewöhnlich Stücke des Knorpels. In frischen Fällen unter entzündlichen Symptomen, am häufigsten bei Dementia paralytica, aber auch bei Geistesgesunden vorkommend und zwar keineswegs stets traumatischer Natur. Eine Prädisposition dazu wird gegeben durch eine Erkrankung des Knorpels, der Erweichungsstellen und mit Flüssigkeit gefüllte Spalten zeigt.

Der Bluterguss kommt zur Resorption und die verdickte Knorpelhaut legt sich wieder an den Knorpel an, aber es hinterbleibt eine dauernde Deformität durch Verdickung und narbige Verschrumpfung der Ohrmuschel. Ausgang in Vereiterung und spontaner Aufbruch ist sehr selten und kommt nur beim traumatischen Othaematom vor. Ausgang in Verkalkung des Ohrknorpels ist häufig.

Entzündungen und deren Ausgänge. Die gewöhnlichen Erkrankungen der Haut kommen auch an der Ohrmuschel localisirt vor. Sehr gewöhnlich sind Erythem (als Intertrigo hinter den Ohren), Eccem, Erysipelas, seltener phlegmonöse Entzündungen, Gangrän (bei Typhus, Masern, Erysipelas, auch spontan bei Säuglingen). Auch Lupus, Pemphigus syphiliticus und Ichthyosis congenita zeigen sich an der Ohrmuschel. Spontane Perichondritis mit Ausgang in Abscessbildung wird äusserst selten

OHRMUSCHEL. 29

an der Ohrmuschel beobachtet und heilt ohne Hinterlassung einer Deformität. In dem Ohrknorpel kommen partielle Verkalkungen und äusserst selten Verknöcherungen*) in Folge alienirter Ernährung, ohne Spuren wahrnehmbarer Reizzustände vor, ferner Concretionen aus harnsaurem Natron bei Arthritikern (Garrod). Von Syphilis bleibt der Ohrknorpel fast stets verschont. Fracturen sind wegen seiner Elasticität selten. Nach Verbrennungen und Hautausschlägen kommen Synechien der Ohrmuschel d. h. Verwachsungen ihrer hintern Fläche mit der Schädelfläche zu Stande.

Neubildungen.

Fischer, Comment. de Cancro auris humanae. Lüneburg, 1804. Habilitationsschrift. — Mitteldorpf, Galvanocaustik. 1854. S. 111. — Wilde, Practical observations etc. 1855. S. 193. — v. Bruns, Handbuch der pract. Chirurg. 1859. Abth. II. S. 135, Abth. II. S. 167. — A. Wagner, Königsb. med. Jahrb. 1859. II. S. 115. — Berend, Deutsche Klinik. 1864. S. 483. — Velpeau, Cancroid des Ohrknorpels. Gaz. des hôp. 1864. No. 27. — O. Saint-Vel, Ueber Fibrome. Gaz. des hôp. 1864. No. 84. — Virchow, Geschwülste. III. S. 347. 1867. (Auriculäre Angiome.) — Jüngken, Berl. klin. Wochenschrift. 1869. No. 8. (Gefässgeschwülste.) — Knapp, Fibrome des Lobulus. (A. f. A. u. O. V. 1. S. 215.)

Neubildungen. Sehr häufig finden sich Geschwülste, die auf Anhäufung und Retention des Hauttalges beruhen

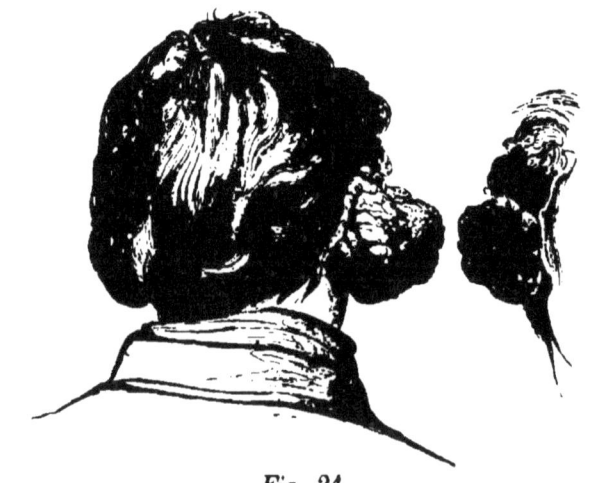

Fig. 24.

Fig. 24. Gefässgeschwulst der Ohrmuschel. Durch Prof. R. Volkmann nach Anlegung einer Steppnath mit dem Messer entfernt. Heilung.

*) Bochdalek, Prag. Vierteljahrsschr. 1865. I. S. 33. Otologische Beiträge.

(Atherome), vielleicht deshalb, weil an der Ohrmuschel keine glatten Muskelfasern vorkommen, durch deren Contraction die Excretion des Hauttalges vermittelt wird.*) Fibroide (Narben-Keloide) entwickeln sich gern am Lobulus in Folge des Ohrlöcherstechens und kommen vor bis zu Hühnereigrösse, häufiger bei Negerinnen. Sie zeigen histologisch vollkommen das Gewebe von Hautnarben, und recidiviren bei unvollständiger Entfernung. Ausserdem kommen vor Angiome**) (Fig. 24), Lipome, cavernöse Tumoren, Epithelialkrebs, Schornsteinfegerkrebs***), Cysten (Fig. 25). Was Wilde†) als Cyste beschreibt und abbildet, ist wahrscheinlich als Hämatom zu deuten.

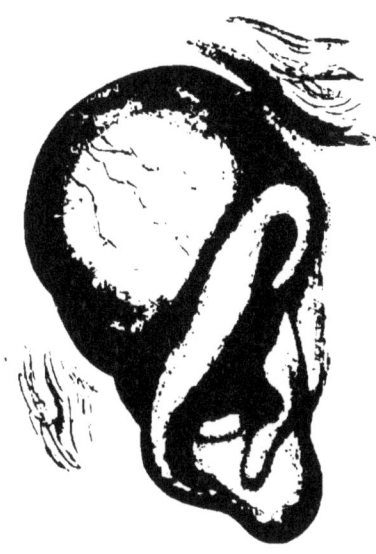

Fig. 25.

Der Epithelialkrebs der Ohrmuschel kommt nicht selten vor und kann zu einer in die Tiefe fortschreitenden Destruction des mittleren und inneren Ohres führen.

Fig. 25. Atherom an der hintern Fläche der Ohrmuschel in natürlicher Grösse. (Nach J. Gruber, Lehrbuch, S. 407.)

*) Dr. Sappey, Gaz. de Paris. 1863. 24.
**) Beispiele von angeborenem Angiom der Ohrmuschel sind mitgetheilt von Jüngken (Berl. klin. Wochenschrift. 1869. No. 8.). Sie wachsen in den Gehörgang und in die Grube zwischen Proc. mastoid. und Proc. condyloideus des Unterkiefers. Jüngken unterband deshalb die Carotis communis, als durch Platzen der Geschwulst eine fast lethale Blutung erfolgt war. 7 Jahre nach der Unterbindung neue Blutung aus der Geschwulst und Tod.
***) Ist von englischen Chirurgen häufiger am Ohr beschrieben worden.
†) Practische Bemerkungen. S. 201.

Aeusserer Gehörgang.

Bildungsfehler. Vollständiger Defect des Gehörganges kommt vor mit gleichzeitigem Defect der Ohrmuschel resp. mit Verkrüppelung derselben, auch mit angeborenem Defect des Trommelfells (Mich. Jaeger). An Stelle des Gehörgangs findet sich dann eine mehrere Linien dicke compacte Knochenwand. Bisweilen ist an Stelle des Ohreinganges nur eine flache Delle (auch doppelt oder mehrfach) vorhanden, oder der knorplige Kanal ist vorhanden und im Grunde desselben ist statt des knöchernen Gehörganges ein membranöser[*]) oder solider knöcherner Verschluss (Atresia congenita). Damit ist bei Integrität der tieferen Theile des Ohres ein mässig gutes Gehör vereinbar, wie schon durch ältere Beobachtungen constatirt ist (z. B. von Mussey in New-York. 1838. American Journal. Schmidt's Jahrb. 1839. S. 320). Zuweilen endet der trichterförmige Boden des ringförmig verengten knorpligen Theils in einen ganz feinen Kanal, der weiter nach innen führt. In noch anderen Fällen zeigt der Gang eine gleichmässige oder nur in seiner Mitte eine sanduhrförmige Verengerung, oder es zeigt sich eine solche dicht vor dem Trommelfelle durch ein abnormes Vorspringen der vorderen knöchernen Wand. Nach Moos (Klinik der Ohrkrankheiten. S. 85) sollen strangförmige Bindegewebsbrücken zwischen den Gehörgangswänden auch als congenitale Missbildung vorkommen. Von geringem Interesse ist das Vorkommen einer congenitalen abnormen Weite des Ganges, die in solchem Grade bestehen kann, dass man den kleinen Finger bis zum Trommelfell hineinführen kann.

Auch von Duplicität des Gehörganges sind einige Beispiele bekannt, die sich ungezwungen auf eine Hemmung im Schluss der ersten Kiemenspalte zurückführen lassen.[**]) In einem Fall von Velpeau führte der eine Gang zum Trommelfell, der zweite endete auf dem Warzenfortsatz; in einem Fall

---

[*]) Auch dicht vor dem Trommelfell vorkommend, Toynbee, London. med. Gaz. 1850. S. 645.
[**]) Voigtel, l. S. 295. Loder, I. S. 148. No. 583. Bernard, Journal de physiologie expérim. de Magendie. IV. Blandin. Lincke, Handbuch. I. S. 623.

von Bernard communicirten beide Gänge und waren von einer Verlängerung der äusseren Haut ausgekleidet.

Im Kindesalter, bis zum 4. Lebensjahr (nach Huschke), findet sich normal eine nur durch Bindegewebe geschlossene Ossificationslücke an der vordern-untern Wand, auf welche v. Tröltsch zuerst die Aufmerksamkeit gelenkt hat, deren Kenntniss von Wichtigkeit ist, um Verwechslungen mit cariösen Lücken zu vermeiden. Noch beim Erwachsenen ist ein Rest dieser Lücke mitunter ausnahmsweise anzutreffen. Bei eitrigen Entzündungen des Mittelohres kann es an dieser Ossificationslücke zu ulcerativem Durchbruch der Haut kommen, auch durch dieselbe die Fortleitung entzündlicher Prozesse im Gehörgang auf Parotis und Unterkiefer begünstigt werden.

Hyperämie und Hämorrhagie. Hyperämie der Gehörgangshaut findet sich mit oder ohne Schwellung im Beginn diffuser Otitis externa, vorzugsweise im inneren Abschnitt des knöchernen Ganges bei acuten Entzündungen der Paukenhöhle, und an der hintern-obern Wand bei Entzündungen im Warzenfortsatz, ferner als Stauungshyperämie bei Herzkrankheiten und Lungenemphysem.

Abgesehen von traumatischen Hämorrhagien in Folge directer oder indirecter Verletzungen (Fractur des Unterkiefers, Quetschungen etc.) kommen Blutaustritte in der Gehörgangshaut vor in Gestalt von Ecchymosen, Sugillationen und Blutblasen (d. h. Blutergüssen zwischen Epidermis und Cutis) als Begleiterscheinungen von Entzündungen des mittleren Ohres. Sie haben ihren Sitz gewöhnlich an der obern Wand des Ganges und können direct auf das Trommelfell übergehen. Bei schweren Formen von Otitis med. purulenta sah ich häufig, ehe es zum Durchbruch des Trommelfells kam, eine ausgedehnte blasige Abhebung des Epidermisüberzuges an der hintern Wand des Gehörganges durch hämorrhagisch-seröse Exsudation.

Entzündungen und deren Ausgänge. Ausser den verschiedenen Entzündungsformen der Haut (Erythem, Eccem, Herpes, Pemphigus, Erysipelas) kommt es im äusseren Abschnitt des Gehörgangs häufig zu Furunkeln, zu phlegmonöser Entzündung, und im inneren Theil des knöchernen Ganges, wo der Cutisüberzug sehr verdünnt und von dem Periost anatomisch nicht zu trennen ist, wo die Weichtheile eigentlich nur ein von Epidermis überzogenes Periost darstellen, zu Periostitis. — Auch bei den acuten Exanthemen bleibt die Gehörgangshaut nicht verschont. Es ist bekannt, dass Pockenpusteln neben der Ohrmuschel auch im knorpligen Theil des äusseren Gehörganges vorkommen.

In seltenen Fällen führen diffuse Hypertrophien der Epidermis und des Papillarkörpers (Ichthyosis) zu Verengerung, Verziehung und diffusen Hypertrophien der Haut und des subcutanen Zellgewebes (Pachydermie).

Die früher missbräuchlich vielfach übliche Bezeichnung „Catarrh des äusseren Gehörganges" hat der anatomischen Verhältnisse wegen keine Berechtigung, höchstens in dem Falle, wenn die Hornschicht zu Grunde gegangen, z. B. beim acuten nässenden Eccem und will man daher einen gemeinschaftlichen Sammelnamen brauchen für die verschiedenen Entzündungsformen des Hautüberzuges, die zu Eiterung führen und die sich in ihren späteren Stadien weder am Lebenden noch an der Leiche immer scharf trennen lassen, so muss man sich der allgemeinen Bezeichnung Otitis externa bedienen. Es muss aber ausdrücklich hervorgehoben werden, dass eine solche Otitis externa purulenta (wobei also die ganze Hautoberfläche am Gehörgang und Trommelfell der Sitz und die Quelle der Otorrhoe ist) nur in relativ seltenen Fällen (am häufigsten im Kindesalter und bei eitriger Parotitis im Typhus) als primäre Ursache profuser Eiterungen anzusehen ist. In den weitaus zahlreichsten Fällen ist die Quelle der Eiterung stets im mittleren Ohr und der Eiter fliesst nur durch eine Lücke im Trommelfell im Gehörgange ab. Die bei Erwachsenen ohne Perforation des Trommelfells anzutreffende Otitis externa purulenta ist gewöhnlich nur Begleiterscheinung oder Vorläufer acuter Entzündungen der Paukenhöhle (sympathische Entzündung Toynbee's).

Die durch Pilzwucherungen unterhaltene Otitis externa chronica, vielleicht die häufigste Form, die bei Erwachsenen isolirt vorkommt (s. S. 44), ist charakterisirt durch geringe und vorwiegend seröse Secretion und massenhafte Anhäufung macerirter Epidermiszellen, zwischen denen die Pilze vegetiren (Otomycosis). Bei profuser Eiterung finden die Pilze keinen geeigneten Boden.

Erythem (Erythematöse Dermatitis) entspricht einer Hyperämie und serösen Infiltration des Papillarkörpers. Die Drüsensecretion ist anfangs vermindert oder aufgehoben. Nach Ablauf des Erythems schuppt sich die Epidermis ab und es kann eine profuse Hypersecretion von hellgelblichem, dünnflüssigem Cerumen folgen.

Eccem (acut oder chronisch) ist häufig isolirt am äusseren Ohr. Die Bläschenbildung ist auf dem Gehörgang und auf dem Trommelfell zu verfolgen. In den meisten Fällen sieht man nur eine geröthete und nässende Haut, die von der Epidermis entblösst ist. Je nachdem sich ausser den Bläschen auch Pusteln bilden, oder trockne Schuppen, spricht man von Eccema impetiginosum oder squamosum. In hartnäckigen Fällen chronischen Ohreccems kommt es zu entzündlicher Hypertrophie des Corium, die zu Stenosen des Gehörgangs und Deformität der Ohrmuschel führen kann, auch zu Verdickung der Cutisschicht des Trommelfells.

Eine nicht seltene Complication von Eccem des Gehörgangs ist schleimiger Catarrh des Mittelohrs ohne Perforation des Trommelfells.

Der **Furunkel** oder die perifolliculare Hautentzündung im Gehörgang bietet keine besonderen Eigenthümlichkeiten. Er kommt nach Massgabe der anatomischen Verhältnisse nur im äusseren Drittel des Ganges vor, und soll sich nach einigen Autoren (Verneuil, Roser) um die Ohrschweissdrüsen entwickeln. Der gewöhnlichste Sitz des Furunkels ist die vordere untere Wand des Ganges.

Gewöhnlich folgen mehrere hinter einander, bei manchen Menschen hartnäckig viele Jahre hindurch recidivirend. Bei grossen Furunkeln kommt es zum vorübergehenden Abschluss des Gehörgangs, so dass, wenn der Hautüberzug noch dick und ohne Röthung ist, bei oberflächlicher Besichtigung der Eindruck einer Verwachsung des Gehörgangs entstehen kann. Als Folgezustände bleiben für einige Zeit schlitzförmige Verengung des Gehörgangs und massenhafte Epidermisabstossung, durch welche der Gang verstopft werden kann. Durch wuchernde Granulationen an den Rändern der Aufbruchsstelle kann ein Polyp vorgetäuscht werden.

Die diffuse Entzündung der Haut führt nach voraufgegangener Hyperämie und Schwellung, die am meisten ausgesprochen erscheint in der Nähe des Trommelfells und am Trommelfell selbst, zu Zerfall und Abstossung der Epidermis und Oberflächeneiterung. Der flüssige Bestandtheil der eitrigen Absonderung ist zum Theil Transsudat aus den stark erweiterten Gefässen, zum Theil aus den Schweiss- und Talgdrüsen stammend. Kommt es zu Gefässrupturen, so wird der Eiter vorübergehend blutig. Die Entzündung kann sich von den Cutiselementen aus auch weiter in die Tiefe ausdehnen und auf das subcutane Zellgewebe fortschreiten. In demselben kommt es zu reichlicher Neubildung von rundlichen Zellen (Phlegmonöse Entzündung). Wenn nicht durch frühzeitige tiefe Incisionen Hülfe geschafft wird, kann es zur Verjauchung, ausgedehnten Zerstörungen, Erkrankung des Knochens, ja sogar zu eitriger Sinusthrombose und Septicämie kommen. Auch bei Periostitis im Gehörgang kann ausnahmsweise ohne Theilnahme der Paukenhöhle und ohne Perforation des Trommelfells durch eitrige Sinusthrombose oder Meningitis (Toynbee) der Tod erfolgen.*)

Als andere Ausgänge und Folgezustände von Entzündung des Gehörganges sind zu nennen: Stricturen, zuweilen nur durch Verdickung der Cutis bedingt, zuweilen aber auch durch gleichzeitige Hyperostose. Im knorpeligen Theil, besonders am Uebergang des knorpligen Gehörgangs in den knöchernen, kommt es zu ringförmigen Stricturen durch narbige circuläre Verdichtung des Bindegewebes. Hinter der Strictur kann der Meatus osseus sehr erweitert sein. Solche Stricturen des Gehörgangs sind sehr gefährliche Complicationen von Mittelohreiterungen. Verwachsungen des äusseren Gehörganges (von Emmert, Chirurgie III. Aufl. S. 173, mit gleichzeitiger Verwachsung des Tragus und Antitragus gesehen), entstehen nach Verbrennungen, nach Diphtheritis (eigene Beobachtung) des Mittelohres mit gleichzeitiger narbiger Verwachsung des Gaumensegels, häufiger bei Caries des Mittelohrs. Es handelt sich dabei entweder um einen mem-

---

*) Das Vorkommen einer primären Perichondritis ist anatomisch nicht erwiesen. Nach der Beobachtung bei Lebzeiten hat die Annahme einer solchen bei manchen langwierigen Entzündungen, bei denen die Schwellung auf die äussere Hälfte des Ganges beschränkt bleibt und es zu tiefen sinuösen Abscessen und Bildung fistulöser Gänge unter der Haut des Gehörganges kommt, einige Wahrscheinlichkeit, doch ist mir weder durch eigene Beobachtung noch aus der Literatur ein Fall bekannt geworden, wo es zur Ausstossung des nekrotischen Knorpels gekommen wäre.

branösen diaphragmaartigen Verschluss, der im centralen Theil eine oder mehrere feine Oeffnungen hat, oder der knöcherne Theil des Ganges ist vollkommen erfüllt durch ein neugebildetes fibröses Gewebe (eigene Beobachtung).

Auch Neubildung strangförmiger Brücken*), welche die Wände des Gehörganges mit einander verbinden, kommen vor, viel häufiger Granulationswucherungen (polypöse Excrescenzen), von der Cutis ausgehend, welche zuweilen den inneren Theil des Gehörganges ganz erfüllen und der Trommelfelloberfläche das Aussehen einer granulirenden Wundfläche geben können, ferner Verdickung des Cutisüberzuges, Trübung oder Perforation des Trommelfells.

Fistulöse Gänge in der Umgebung des Gehörgangs und fistulöser Durchbruch der Gehörgangswand sind gewöhnlich Folge von Caries und Necrose (häufig Senkungsabscesse vom Mittelohr ausgehend an der hinteren-oberen Wand, die am Lebenden häufig mit primären Gehörgangsabscessen und Furunkeln verwechselt werden), kommen aber auch vor bei Vereiterung der Parotis**) und der benachbarten Lymphdrüsen ohne Knochenaffection, auch bei Krebs. Die Abscesse der Parotis öffnen sich gewöhnlich an der Uebergangsstelle des knöchernen in den knorpligen Gehörgang oder durch die Incisurae Santorini. Umgekehrt können auch im Kindesalter Eiterungen vom Gehörgang übergehen durch die S. 31 angeführte Ossificationslücke auf die Parotis und das Kiefergelenk. Fistelgänge unter der Haut des knorpligen Gehörgangs entstehen ausser bei Knochenaffectionen auch bei phlegmonösen Abscessen vor dem Tragus und vielleicht (?) bei Perichondritis. (Siehe S. 35. Anmerkung.)

Geschwürsbildung ist selten. Es giebt einfache Erosionsgeschwüre am Eingang bei Entzündungen mit profuser, besonders jauchiger Eiterung, Geschwüre bei Caries und Nekrose, bei Syphilis, bei Epithelialkrebs. v. Tröltsch***) fand an der hinteren Wand, nahe am Trommelfell, ein bis auf den Knochen gehendes Geschwür mit steilen aufgeworfenen Rändern bei

---

*) A. f. O. IX. 237.
**) Virchow, Charité-Annalen. 1858. VIII. 3. C. E. E. Hofmann, A. f. O. IV. S. 283.
***) A. f. O. IV. 130.

miliartuberculöser Meningitis und gleichzeitiger Mittelohreiterung. Die bei constitutioneller Syphilis vorkommenden Geschwüre sind ringförmig, mit schmutzig grauweissem Belag und bedingen durch ihre stark geschwellten Ränder Verengerung des Gehörganges; die Lymphdrüsen in der Umgebung des Ohres sind dabei stark angeschwollen.

Bei nässenden Eccemen, oder wenn aus anderen Gründen die Hornschicht verloren gegangen ist, kann die Gehörgangshaut (ebenso wie die Haut der Ohrmuschel bei Intertrigo) den Charakter eines diphtheritischen Geschwüres annehmen, was von Wreden*) und Moos**) als selbstständige und primäre Hautdiphtheritis des Gehörganges bezeichnet worden ist. Das diphtheritische Geschwür im Gehörgang kann zu narbiger Verwachsung desselben führen. (Vgl. S. 35.)

Mit **Collapsus** des Gehörganges bezeichnet man eine schlitzförmige Verengung desselben in seinem knorpligen Theil, welche besonders im Greisenalter vorkommt und häufiger darauf zu beruhen scheint (v. Tröltsch), dass der fibröse Befestigungsapparat für den häutigen hinteren-oberen Theil des Gehörganges an der Squama im Zustande grosser Schlaffheit ist. Dadurch sinkt die hintere Wand des knorpligen Gehörgangs gegen die vordere Wand herein.

Hyperostose im Gehörgang mit Verengerung desselben findet sich am häufigsten neben Caries im mittleren und inneren Ohr und wird dann zur Ursache von Eiterretention; kommt aber auch vor bei nicht eitrigen chronischen Entzündungen des Mittelohres mit Bindegewebswucherung um die Gehörknöchelchen, und fällt häufig zusammen mit Osteosclerose im Proc. mastoideus und Tegmen tympani. Nach J. Gruber (Lehrbuch der Ohrenheilkunde, S. 387) soll dabei nicht allein eine Dickenzunahme im knöchernen Theil des Gehörgangs stattfinden, sondern die Verknöcherung soll sich auch auf den knorpligen Gehörgang nach aussen fortsetzen können, so dass die Knochenmasse bis nahe zum Orificium externum reichen kann.

Caries und Nekrose. Prädilectionsstelle für Caries ist im Gehörgang die hintere-obere Wand nahe am Trommelfell, entsprechend dem Boden des Antrum mastoideum oder der Ueber-

---
*) M. f. O. 1868. No. 10. S. 154.
**) Moos, A. f. O. VI. S. 162.

gangsstelle des Antrum in die Paukenhöhle. Als Vorläufer des Durchbruches der Cutis erscheint die Gehörgangshaut oben und hinten verdickt und eitrig infiltrirt. Später sieht man Granulationen aus der cariösen Lücke hervorwuchern oder einen cariösen Krater, umgeben von wallartig aufgeworfenen Hauträndern. Betrifft die cariöse Zerstörung die obere Wand des Ganges nahe am Trommelfell, so kann der Hammerkopf in seiner Verbindung mit dem Ambosskörper oder, getrennt von letzterem, völlig blosgelegt werden und bei der Besichtigung vom Gehörgange aus leicht erkennbar sein. Sind beide Gehörknöchelchen ausgestossen, so kann sogar der entsprechende Theil der Paukenhöhle freigelegt werden.

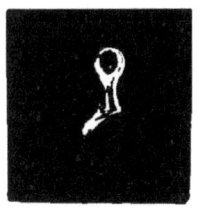

Fig. 26.

Partielle Nekrose des knöchernen Gehörganges mit Ausstossung von grösseren Theilen der Wand kommt als Folgezustand langwieriger Eiterungen ziemlich oft vor, besonders im Kindesalter. Das Os tympanicum kann isolirt von Nekrose betroffen werden.

Secretionsanomalien. Dieselben betreffen die Talgdrüsen und Ohrschweissdrüsen im knorpligen Gehörgang. Der Gehörgang des Neugeborenen enthält Vernix caseosa, welche das Trommelfell vollständig bedeckt. Eine Hypersecretion der Drüsen (Seborrhoe) ist sehr häufig*) und führt nach längerer Retention und Eindickung des Secretes durch Verdunstung des flüssigen Theils zu obturirenden Pfröpfen, zu denen sich secundär durch mechanische Irritation entzündliche Veränderungen der Haut hinzugesellen können. Ob bei häufigen Recidiven solcher Pfropfbildungen organische Veränderungen der Drüsen selbst, Hypertrophien derselben oder Entartungen der Drüsenepithelien zu Grunde liegen, bleibt zu untersuchen.

Die aus dem Gehörgang entfernten Pfropfbildungen, die übrigens nur dann functionelle Störungen zur Folge haben, wenn sie einen luftdichten Abschluss des Ganges herbeiführen, oder dem

---

Fig. 26. Durch Caries der oberen Gehörgangswand blossgelegter Hammerkopf.

*) Bei Anwesenheit fremder Körper sieht man durch die entzündliche Reizung der Haut sehr schnell Hypersecretion der Drüsensecrete eintreten, durch welche der Fremdkörper schon nach wenigen Stunden vollständig eingehüllt und verdeckt sein kann.

Trommelfell aufliegen, zeigen eine verschiedenartige anatomische Zusammensetzung. Manche bestehen fast nur aus dem Secret der Talg- und Schweissdrüsen, andere vorwiegend aus lamellös angeordneten Epidermismassen (handschuhfingerförmige Epidermisblindsäcke welche mit dem Drüsensecret erfüllt sind). Ausserdem finden sich darin Haare, rundliche oder ovale Körper vom Aussehn der Corpora amylacea, jedoch ohne deren bekannte Reaction gegen Jod-Schwefelsäure, zuweilen ein Acarus*), Schimmelpilze. Ihre Oberfläche ist zuweilen glänzend durch Cholestearin. Sie kommen vor in allen Lebensaltern, jedoch vorwiegend häufig im Greisenalter.

Hatte der Pfropf den Gehörgang bis zum Trommelfell vollständig erfüllt, was in den meisten Fällen nicht der Fall ist, so erkennt man nicht selten einen vollständigen Abdruck des Trommelfells mit seinen Attributen am inneren Ende desselben. Abgesehen von der secundären entzündlichen Reizung der Haut, können die Pfröpfe zu Druckatrophie und Usur des Trommelfells führen, noch häufiger durch Impression des Trommelfells Verwachsungen desselben mit der inneren Paukenhöhlenwand begünstigen, ja sogar den knöchernen Gehörgang usuriren und abnorm erweitern. v. Tröltsch hat einen Fall**) beschrieben, wo eine solche Pfropfbildung die Ursache eines lethal verlaufenen Erysipelas faciei geworden ist. Andererseits sind solche Pfröpfe nicht selten complicirt mit anderen, von ihnen völlig unabhängigen Erkrankungen des Mittelohres, z. B. öfters mit Synostose des Stapes, wovon schon Morgagni***) ein Beispiel erwähnt.

Neubildungen. Concretionen aus kohlensaurem und phosphorsaurem Kalk, analog den Nasensteinen, an Ort und Stelle entstanden, sind einige Mal im Gehörgang gefunden. Bei Pferden sollen derartige Concretionen von elfenbeinartiger Beschaffenheit häufiger im Gehörgange vorkommen.

Balggeschwulst ist einmal von Pappenheim†) gesehen. Dieselbe sass mit einem schmalen Stiele der Haut auf, verstopfte den Gang und bestand aus einer Hülle aus Corium und Epidermis und einem weissen, matt-glänzenden Inhalt von Cholestearin, Epithelzellen, Fettkugeln und Kalkkrystallen.

---
*) Zuerst von Berger (Comptes rendus. XX. S. 1506. 1845) im Cerumen gefunden, schon früher von Henle in Talgdrüsen des Gehörgangs gesehen. (Müller's Archiv. 1842. S. 237.)
**) A. f. O. VI. S. 48.
***) De sedibus et causis morborum lib. I. ep. XIV. art. 11.
†) Spec. Gewebelehre des Gehörorgans. 1840.

Die von Toynbee unter dem Namen Sebaceous tumours beschriebenen Geschwülste sind nicht den Balggeschwülsten, sondern dem Cholesteatom zuzurechnen.

Milium kommt ähnlich wie am Augenlid als weisses, rundes, hirsekorngrosses Knötchen in der Gehörgangswand vor. Es entsteht aus einer verstopften Talgdrüse.

Gestielte Warzen mit normaler Cutis überzogen (Haare, Talg- und Schweissdrüsen) sind äusserst selten. v. Tröltsch*) fand sie 2 mal von der oberen Wand ausgehend, einmal ziemlich nahe dem Trommelfelle.

Polypen, gestielte Geschwülste, können von jeder Stelle des Gehörgangs ihren Ausgang nehmen, pflegen aber meist in dem knöchernen Theil nahe dem Trommelfell zu wurzeln und dürfen nicht mit den S. 36 erwähnten Granulationswucherungen im Gehörgang verwechselt werden. In einem von Billroth beschriebenen Fall entsprang die Geschwulst aus dem Zellgewebe zwischen Knorpel und Hautüberzug. In Bezug auf die histologische Structur ist hervorzuheben, dass sie stets von Pflasterepithel bedeckt sind und nie Drüsen oder Cysten enthalten, wie die vom Mittelohr ausgehenden Polypen, aber ebenfalls wie jene einen papillären Bau zeigen können. Gehörgangspolypen sind sehr viel seltener als Paukenhöhlenpolypen, kommen aber vor neben imperforirtem Trommelfell. Gleichzeitig besteht zuweilen eitrige Entzündung im Mittelohr.

Genaueres über Ohrpolypen vergl. unter Paukenhöhle.

Exostosen**) kommen angeboren und erworben vor, gestielt oder mit breiter Basis aufsitzend, spongiös oder elfenbeinartig. Aus der spongiösen Exostose kann die elfenbeinartige werden, vielleicht auch umgekehrt. Beide sind nur Entwickelungstadien dessel-

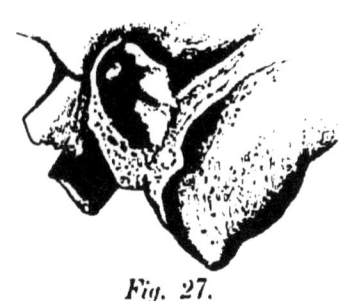

Fig. 27.

Fig. 27. Exostosen des Gehörgangs. Nach Welcker (Arch. f. Ohrenh. Bd. I. Taf. II. Fig. 7.)

*) Lehrbuch. 6. Auflage. S. 504.
**) C. O. Weber, Die Exostosen u. Enchondrome. Bonn, 1856. Welcker, A. f. Ohrenh. I. S. 163. 1864

ben Zustandes. Ihr Sitz ist am Beginn des knöchernen Gehörganges oder dicht vor dem Trommelfell, meist an der oberen Wand. Meist sind mehrfache Exostosen vorhanden und gleichzeitig in beiden Gehörgängen. Durch dieselben kann das Lumen des Gehörganges fast ganz oder ganz aufgehoben werden. So lange noch eine schlitzförmige Oeffnung übrig bleibt, ist

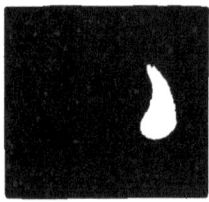 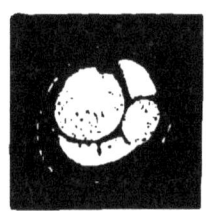

Fig. 28.   Fig. 29.

keine Hörstörung bemerkbar. Sehr leicht kommt es aber unter solchen Verhältnissen zu Ansammlung und Retention von Drüsensecret und Epidermisschuppen hinter oder zwischen den Exostosen und dadurch zu luftdichtem Verschluss des Gehörganges.

Exostosen sind häufiger bei Männern, auffallend oft nach Welcker an Schädeln überseeischer Racen. Toynbee führt Rheumatismus und Arthritis als Aetiologie auf. Ich habe sie wiederholt ohne dieses ätiologische Moment und hereditär beobachtet. Syphilis ist als Aetiologie bestimmt auszuschliessen. Bei chronischen Eiterungen des Mittelohres bilden Exostosen mit Uebergang zur Hyperostose häufiger eine sehr gefährliche Complication wegen der dadurch begünstigten Eiterretention.

Epitheliom des Gehörganges in Gestalt einer höckrigen Warze beschrieb Kessel (A. f. O. IV. S. 184.).

Cholesteatome, primär im Gehörgang entstanden, sind zwar von Toynbee[*]) als „Sebaceous tumours" in grösserer Zahl beschrieben, doch bleibt es zweifelhaft, ob es sich nicht dabei um sog. Cholesteatome der Paukenhöhle resp. des Antrum mastoideum gehandelt hat (s. S. 16), welche nach Zerstörung des Trommelfells oder der hinteren Wand des Gehörgangs bis in den

Fig. 28. Exostose an der hinteren Wand des Gehörganges, nahe vor dem Trommelfell.
Fig. 29. Exostosen des Gehörganges.
[*]) Med. chirurg. Transactions. Vol. XLIV. S. 51.

Gehörgang vorgedrungen waren. Toynbee schreibt allerdings diesen „Sebaceous tumours" eine feste bindegewebige Umhüllungsmembran zu, welche vom Grunde des äusseren Gehörganges, nahe dem Trommelfell ausgehen soll (?), und meint, dass durch die Geschwulst der Gehörgang erheblich erweitert und schliesslich der Knochen nach innen durch Druckatrophie perforirt werden könne. Das Trommelfell soll dabei nach ihm oft intact bleiben können und gegen die Labyrinthwand angedrängt, in anderen Fällen aber auch perforirt werden und durch die Oeffnung einen Anhang der Geschwulst in die Paukenhöhle hindurchtreten lassen.

Enchondrom kann vom Knorpel des Gehörgangs seinen Ausgang nehmen und Parotistumor vortäuschen.*)

Als Cylindroma (Schlauchknorpel-Geschwulst) ist 1 mal von H. Meckel v. Hemsbach eine Geschwulstform beschrieben worden (Charité-Annalen. Band VII. S. 105. Fall 2.), die nach der heutigen Terminologie als Myxoma cartilagineum (?) zu bezeichnen sein würde.

Bei einem Mann von ca. 40 Jahren hatte sich allmählig ohne besondere Symptome seit einem Halbjahr eine subcutane Geschwulst vor und unter dem äusseren Gehörgang gebildet. Sie wurde von v. Bärensprung exstirpirt. Die knorplige Wand des Gehörganges bildete den Boden der Geschwulst. Nach dem Gehörgang hin waren nur kleine flache gelbliche Knötchen gebildet; nach der äusseren Fläche des Gehörganges dagegen war eine fast wallnussgrosse, gelblich durchscheinende enchondromartige Masse gewuchert, welche aus zahlreichen scharf begränzten Läppchen bestand. Microscopisch zeigte sich überall gleichmässiger Bau der reinen Schlauchknorpelmassen.

Verletzungen des Gehörgangs durch spitze Gegenstände kommen oft vor, sind aber ohne erhebliche Folgen, wenn sie das Trommelfell und die dahinter gelegenen Theile des Ohres verschont lassen. Durch absichtliches Eingiessen von geschmolzenem Metall und Mineralsäuren sind schwere Entzündungen mit tödtlichem Ausgang hervorgerufen worden, ebenso durch das Hineinstossen spitzer Gegenstände bis in das innere Ohr.

Durch Gewalteinwirkungen auf den Unterkiefer (Hufschlag) entstehen öfters Fracturen der vorderen Gehörgangswand mit Fractur der Cavitas glenoidalis ohne tiefere Verletzungen, ins

---
*) Launay, Gaz. des hôp. 1861. 46.

Besondere ohne Fortsetzung der Fractur bis an die Schädelbasis und ohne Ruptur des Trommelfells. In einem Falle sah ich dieselben doppelseitig. Auch Fracturen der Schädelbasis erstrecken sich nicht selten bis in den knöchernen Gehörgang und können hier sogar ein Stück des Knochens absprengen und vollständig loslösen. Aber auch auf die zuweilen ausserordentlich dünne obere Gehörgangswand beschränkte Fracturen, die sich nicht bis in die Schädelbasis fortsetzen, kommen nach Contusion des Schädels vor. Es kann dabei zur Verletzung des Gehirns und Entleerung von Hirnmasse aus dem Ohre kommen, ohne dass nothwendig der Tod folgt.

Parasiten.

Thierische: Huber, Virchow's Archiv. Bd. 22. Gerlach, Allgemeine Therapie der Hausthiere. 2. Aufl. Berlin, 1868. Zürn, Die thierischen Parasiten auf und in dem Körper unserer Haussäugethiere. 1872. Zürn, Die Ohrkrankheiten der Kaninchen. Deutsche Zeitschrift für Thiermedicin und vergl. Pathologie. 1. Bd. 1870. v. Tröltsch, A. f. O. IX. S. 198. 1875. Trautmann, Protocoll der Section für Ohrenh. auf der Versammlung deutscher Naturforscher und Aerzte zu Hamburg. 1876. A. f. O. XI. S. 272.
Pflanzliche: Mayer, Müller's Arch. f. Anat. u. Phys. 1844. S. 404. Pacini, Gaz. med. Ital. 1851. I. Ser. II. Grove, Quarterly Journal. 1857. Vol. V. S. 161. Cramer, Vierteljahrsschrift der naturforsch. Gesellsch, zu Zürich. 1859. u. 60. Schwartze, A. f. O. II. S. 5. 1865. Wreden, A. f. O. III. 1. 1867. Wreden, Myringomycosis aspergillina. Petersburg. 1868. Steudener, A. f. O. V. S. 163. 1870 und eine Unzahl von Beobachtungen aus neuester Zeit.

Während thierische Parasiten (Milben, Gregarinen) speciell Dermanyssus avium, Symbiotes, Dermatophagus, Dermatodectes schon seit längerer Zeit von den Veterinär-Pathologen als keineswegs seltene Vorkommnisse im Gehörgang mancher Thiere (Rind, Pferd, Hund, Katze, Kaninchen, Ziege) erkannt worden sind, wo sie zu Entzündungen oder zu tiefgreifenden necrobiotischen Zerstörungsprocessen (bis ins Labyrinth) Veranlassung geben, ist das Uebergehen derselben in das menschliche Ohr, Acarus folliculorum ausgenommen[*]), bisher nicht constatirt, obwohl bei dem innigen Verkehr vieler Menschen mit Katzen und

---
[*]) Vergl. S. 38.

Kaninchen dies sehr wahrscheinlich ist.*) Dagegen finden sich pflanzliche Parasiten (Aspergillus, Ascophora elegans, Trichothecium roseum, Mucor mucedo), wie die neueren Beobachtungen gelehrt haben, sehr viel häufiger, als man nach den vereinzelten Mittheilungen darüber aus älterer Zeit anzunehmen geneigt war.

Erst als durch eine bezügliche Mittheilung des Verfassers im Jahre 1865 zuerst die Aufmerksamkeit der Ohrenärzte auf diesen Punkt gelenkt war, liefen bald von allen Seiten und aus allen Ländern einschlägige Mittheilungen ein, so dass gegenwärtig die Thatsache vollkommen festgestellt ist, dass pflanzliche Parasiten, vorzugsweise Schimmelpilze (Aspergillus niger), ziemlich häufig im Gehörgange des Menschen ihren Boden und ihre Nahrung finden (Otomycosis nach Virchow) und sehr hartnäckige und häufig recidivirende Entzündungen des äusseren Gehörganges und Trommelfelles hervorrufen. In dem gesunden Hautüberzuge des Gehörgangs kann kein Schimmelpilz fortleben und fructificiren; dazu ist nöthig, dass schon eine abnorme Beschaffenheit, vielleicht Lockerung der Epidermis oder eine oberflächliche Entzündung der Haut bestanden hat. Nach unserer Auffassung handelt es sich nicht um eine parasitäre Entzündung, sondern die Pilzwucherung auf und in der Epidermis ist ein zufälliges, aber bedeutungsvolles Accidens der Entzündung. Durch dieselbe kommt ein neuer Reiz hinzu, Hyperämie und Exsudation steigern sich, die Anhäufung der Pilze kann die Entfernung des Secrets und der sich losstossenden Epidermislagen verhindern und schliesslich den medianen Theil des Gehörganges verstopfen. Auch die Oberfläche des Trommelfelles kann mit Pilzen besät sein**), und bei bestehenden Defecten in demselben, selbst die Schleimhaut der Paukenhöhle.

Die Diagnose der Otomycosis ist beim Lebenden häufig mit Sicherheit schon mit unbewaffnetem Auge zu stellen. Man erkennt auf das deutlichste im Profil die der Gehörgangswand meist in inselförmigen Gruppen aufsitzenden Pilzfäden mit ihren Fruchtträgern, oder man sieht auf dem Trommelfell eine eigen-

---

*) Dermatodectes im Ohr des Kaninchen ist zuerst von Gerlach gefunden; Symbiotes cati im Ohre der Katze von Huber. (Virch. Arch. Band 22.)
**) Nach einer Beobachtung Politzer's sollen die Pilze sogar in das Trommelfellgewebe eindringen können.

thümliche weisslich-filzige Auflagerung. In vielen Fällen bleibt jedoch die Diagnose zweifelhaft ohne Benutzung des Microscops. Am häufigsten dürfte ohne solche die Otomycosis verwechselt werden mit chronischem Eccema squamosum. Dass gelegentlich auch Insecten (Musca, Pulex, Myriapoden) und deren Larven in den Gehörgang des Lebenden gerathen und von da bei vorher bestehenden Zerstörungsprocessen auch in das mittlere und innere Ohr eindringen können, sei nur der Vollständigkeit wegen an dieser Stelle nebensächlich bemerkt, ebenso dass sich im Eiter des Gehörgangs häufig zahlreiche Bacterien und Vibrionen finden. Leyden[*]) fand im cariösen Eiter des Ohres „feine Spiralen von 3—6 Windungen, welche in lebhafter wellenartiger Bewegung die umgebende Flüssigkeit peitschen oder sich zuweilen in sich selbst zusammenziehen." Sie gehören zu den niedrigsten pflanzlichen Organismen (Schizomyceten).

Trommelfell.

Cassebohm, Tractatus IV anatomici de aure humana. Halae, 1734. (Beschreibt zuerst die Kalkablagerungen im Trommelfell.) Platner, Diss. de morbis membranae tympani. Leipzig. 1780. Gniditsch, De morbis membranae tymp. dissertatio. Leipzig, 1780. v. Tröltsch, Virch. Arch. XVII. u. f. und Lehrbuch. Politzer, Beleuchtungsbilder des Trommelfells. Wien, 1865. Politzer, Zur patholog. Anatomie der Trommelfelltrübungen. Oesterr. Zeitschr. für prakt. Heilk. 1862. VIII. 43. 46. 51. Gruber, Lehrbuch. 1870. Wendt, in seinen anatomischen Beiträgen in Wagners Archiv für Heilkunde. Hinton, Atlas of the membrana tympani with descriptive text. London, 1874.

Pathologische Veränderungen des Trommelfells sind ungemein häufig, aber relativ selten Folge einer primären und isolirten Erkrankung desselben. In den meisten Fällen sind sie als secundäre Folgezustände von Erkrankungen des Mittelohrs und des äusseren Gehörganges zu betrachten. Die Leichenuntersuchung allein kann uns keine hinreichende Belehrung gewähren über die bei Lebzeiten zu beobachtenden Veränderungen, weil es sich um ein Organ handelt, an welchem sich sehr früh nach dem Tode die Verhältnisse der Farbe, des Glanzes, der Transparenz, der Wölbung zu verändern pflegen. Bei der leichten Zugänglichkeit des Trommelfells für die Untersuchung am Lebenden ist dieser Mangel der anatomischen

---

[*]) Volkmann, Klinische Vorträge. I. No. 26.

Beobachtungsresultate leicht zu ergänzen und zu berichtigen. — Zur Untersuchung der histologischen Veränderungen sind vorzugsweise Querschnitte der Membran geeignet. Man verfährt dazu so, dass die Membran einige Tage in eine schwache Chromsäurelösung, hierauf in absoluten Alkohol gelegt und dann in Gummi oder Leimglycerin eingebettet wird.

Missbildungen. Das Vorkommen des congenitalen Defectes des Trommelfells als isolirte Missbildung, ohne gleichzeitigen Defect des knöchernen Gehörganges, ist zweifelhaft. Itard und Cl. Bernard, neuerdings Bonnafont*) und Erhard**) wollen Beispiele davon gesehen haben, wo keine Grenzlinie zwischen Gehörgang und Paukenhöhle vorhanden war und sich die Auskleidung beider von völlig gleicher Farbe und Beschaffenheit zeigte. Verwechslungen mit erworbenem Defect des Trommelfells sind um so leichter möglich, weil der Epidermisüberzug des Gehörgangs sich dabei gern über die Paukenschleimhaut fortsetzt. Sicher ist, dass der Defect öfters als congenital angenommen worden ist, wo er offenbar nur durch Krankheit erworben war, z. B. in dem Fall von Elsässer.***)

In jedem Falle muss er als ausserordentlich selten vorkommend betrachtet werden. Mir selbst ist kein Beispiel davon aus eigener Anschauung bekannt.

Ebenso zweifelhaft ist das Vorkommen von congenitaler Duplicität des Trommelfells. Die mitgetheilten Beispiele davon (Duverney, Köhler, Oberteuffer) beziehen sich auf membranöse Neubildungen im Gehörgang.

Da nach Huschke das Trommelfell im frühesten Embryoleben oben nicht geschlossen ist, so kann es in sehr seltenen Fällen vorkommen, dass beim Erwachsenen am oberen Rande eine Hemmungsbildung in Gestalt einer Lücke zur Beobachtung kommt. Dieselbe wäre in Analogie zu setzen mit dem Coloboma iridis. Sie entsteht dadurch, dass das eigentliche Trommelfell und die Membrana flaccida nicht vollständig zusammen wachsen. Solche Lücken finden sich zuweilen doppelseitig und neben anderen Hemmungsbildungen (gespaltener Uvula v. Tröltsch). Das sogenannte Foramen Rivini (1717 von Prof. Rivinus in Leipzig, vorher aber schon (1652) von Prof.

---
*) Lehrbuch. II. Auflage. S. 275.
**) Rationelle Otiatrik. S. 14.
***) Hufelands Journal d. pract. Heilkunde. 1828. II. 7. S. 123. Note.

Marchetti in Padua beschrieben) war lange Zeit ein Gegenstand lebhafter Controverse.*) Es wurde als ein normales Attribut des Trommelfells beschrieben, sogar noch in neuester Zeit von Prof. Bochdalek in Prag (1866).**) Bald wurde es in die Mitte der Membran verlegt, bald nach oben.

Ein normales Foramen Rivini existirt nicht. In den meisten Fällen, wo ein solches Loch existirt, und das ist in der functionell bedeutungslosen Membrana flaccida Shrapnelli gar nicht selten der Fall, ist es Folge von voraufgegangenen Entzündungen oder ein Artefact, nur in sehr seltenen Fällen beim Menschen, häufiger bei Thieren (Insectenfressern) eine angeborene Hemmungsbildung.***)

Anomalien der Gestalt, Grösse und Neigung sind häufig, aber irrelevant. Unter den zahlreich vorkommenden ersteren ist die bemerkenswertheste die dreieckige Form, wie sie von Köhler†) beschrieben ist. Die zweiten sind abhängig von der individuell verschiedenen Weite des Gehörganges. Als normale Durchmesser der elliptischen Membran gelten für die grösste Länge 9—10 Mm., für die grösste Breite 8,7—9,4 Mm.

Von Anomalien der Neigung ist hervorzuheben die auffallend senkrechte Stellung des Trommelfells, wie sie häufiger bei musikalisch sehr begabten Menschen gefunden wird, und die nahezu horizontale Lagerung des Trommelfells (beim Neugeborenen normal), wie sie bei Erwachsenen mit angeborener Taubstummheit und bei Cretinismus vorkommt. v. Tröltsch††) vermuthet, dass man aus dem Grade der Neigung des Trommelfells am Lebenden möglicherweise bestimmte Anhaltspunkte ge-

---

*) Geleugnet wurde die Existenz des For. Rivini von Hildebrandt, Mayer, Meckel, Rudolphi, Cornelius, Cloquet, Linke, Engel; bezweifelt von Ruysch, Pauli, Walther, Cassebohm, Haller, vertheidigt von Colle, Marchetti, Glaser, Rivinus, Munniks, Cheselden, Teichmeyer, Scarpa, Berres. Als nur ausnahmsweise vorkommende Bildungshemmung wurde das Loch erklärt von Huschke, Hyrtl, Dursy.
**) Prag. Vierteljahrsschr. 1866. Bd. I. S. 33—46. Bochdalek jun. bestätigte (Oesterr. Zeitschr. für prakt. Heilk. 1866. No. 32, 33) die Rivini'schen Oeffnungen, resp. Canäle. Nur ein vorderer Canal soll ganz constant sein und in die vordere Trommelfelltasche münden. Die äussere Oeffnung am Trommelfell soll umgeben sein von einem wulstigen, deutlich fasrigen Ring (microscopisch).
***) Bonnafont (Traité etc. S. 273) hat 2 mal congenitale Oeffnungen im Trommelfell gesehen.
†) Beschreibung der Loder'schen Sammlung. Leipzig, 1795. S. 188. No. 582.
††) Lehrbuch. V. Auflage. S. 39.

winnen könnte über den höheren oder niederen Stand des Keilbeins und die Ausbildungsgeschichte des Schädels überhaupt, dass also ein gesetzmässiger Zusammenhang zu bestehen schiene zwischen Anomalien der Neigung und der Entwickelung des Schädelgrundes. An normalen Gehörorganen Erwachsener bestimmte v. Tröltsch die durchschnittliche normale Grösse des Neigungswinkels des Trommelfells, d. h. des Winkels, welchen dasselbe mit der oberen (oder hinteren) Gehörgangswand macht, auf 140 °.

Die angeborenen Anomalien der Neigung dürfen nicht verwechselt werden mit erworbenen Anomalien der Wölbung, was bei der Untersuchung am Lebenden von Ungeübten häufig geschieht.

Der Hammergriff kann der Lamina propria in falscher Richtung eingefügt sein, z. B. nach vorn und unten gerichtet sein, in seiner ganzen Länge oder erst mit seinem unteren Ende, säbelförmig gekrümmt sein u. s. w.

Hyperämie und **Hämorrhagie.** An einem normalen Trommelfelle sind keine Gefässe sichtbar, auch nicht längs des Hammergriffes. Schon ganz flüchtige und leichte Reize der Gehörgangshaut oder Berühren des Trommelfells sind indessen ausreichend, um flüchtige Injection der Hammergefässe herbeizuführen. Wo sie andauernd gefüllt und erweitert erscheinen, in Gestalt eines hellrothen oder blassrothen Gefässbündels am hinteren Rande des Hammergriffes oder denselben ganz deckend, ist dies entweder ein Zeichen entzündlicher Reizung im Trommelfell oder in der Paukenhöhle, oder ein Symptom habitueller Kopfcongestionen.

Diese Hyperämie der Hammergegend erscheint häufig als directe Fortsetzung einer Hyperämie der Gehörgangswand. In höheren Graden beschränkt sie sich nicht auf die nächste Umgebung des Hammergriffes, sondern verbreitet sich über ein dreieckiges, mit der Basis nach oben gerichtetes Trommelfellstück.

Stauungshyperämie in dem peripherischen venösen Ringgefäss in der Randzone ist ein sehr alltäglicher Befund bei Hyperämie der Paukenschleimhaut. In höheren Graden derselben sieht man zahlreiche radiäre Gefässe in der Cutisschicht des Trommelfells verlaufen, mit den Hammergefässen anastomosirend, sich nach der Peripherie zu verbreitern und in das venöse Ringgefäss einmünden. In den höchsten Graden von Hyperämie der Hautplatte sind einzelne Gefässverzweigungen nicht mehr erkennbar, sondern es zeigt sich eine diffuse Röthe, deren Intensität die verschiedensten Grade, rosenroth, bläulichroth, kupferroth, scharlachroth, zeigen kann. Solche Hyperämien der Hautplatte sind häufig isolirt, ohne Hyperämie der Schleimhautplatte. Vom Hammer ist dabei Nichts erkennbar. Bei normaler oder vermehrter Transparenz des Trommelfells kann ein violetter Schein an demselben von einer durchscheinenden Hyperämie an der Labyrinthwand der Paukenhöhle verursacht sein, ohne dass das Trommelfell selbst an der Hyperämie participirt. Bei schleimig-eitrigen Catarrhen der Paukenhöhle ohne Perforation zeigt sich mitunter die Hyperämie am Trommelfell beschränkt auf die Schleimhautplatte desselben, besonders an der Peripherie (auch inselförmig), während überwiegend häufig Haut- und Schleimhautplatte gleichzeitig hyperämisch gefunden werden. Die Lamina propria ist gefässlos, oder wird vielmehr nur an ihrem Rande von einzelnen Gefässästen durchsetzt.

Hämorrhagie. Spontane und traumatische Blutaustritte in die Substanz des Trommelfells kommen in Gestalt von punktförmigen Ecchymosen, flächenartigen Extravasaten, Hämatomen und hämorrhagischen Infiltrationen und zwar sowohl in der Hautplatte als in der Schleimhautplatte isolirt vor, zuweilen in beiden gleichzeitig. Sie finden sich oft neben gleichzeitiger Hyperämie der Paukenschleimhaut bei Masern, Pocken, Typhus, Scorbut, bei Lungencompression durch pleuritisches Exsudat und bei anderen Ursachen von Stauung in der V. cava superior, bei Endocarditis, auch bei primären Entzündungen des Trommelfells, vor und hinter dem Hammergriff, im hinteren-oberen Theil des Trommelfells, aber auch an anderen Stellen. Die hämorrhagische Infiltration kommt ferner an den Rändern von Perforationen vor und stellt sich dar als eine blauschwarze Verdickung derselben mit verwaschenen Rändern. Die Hämatome in der Schleimhautplatte erscheinen als bläulichrothe, ziemlich scharf umschriebene, über das Niveau der Schleimhaut prominirende, rundliche oder länglichrunde Vorwölbungen. Sie sind zuerst von Wendt an Pockenleichen beschrieben worden.[*] Als Residuen von Extravasaten habe ich wiederholt grauschwarze Pigmentirungen der Schleimhautplatte gefunden, ähnlich den Pigmentirungen in der

---

[*] Arch. f. Heilkunde von Wagner. XIII. S. 128.

Darmschleimhaut nach Cholera infantum. Die unter dem Epidermisüberzuge vorkommenden Ecchymosen verändern ihre Lage und wandern im Laufe einiger Wochen gegen die Peripherie des Trommelfells, meist gegen den hinteren-oberen Rand desselben und von da gehen sie auf die Haut des Gehörgangs über. Diese sehr eigenthümliche Locomotion ist zuerst von v. Tröltsch*) beschrieben worden und seitdem in verschiedener Weise gedeutet worden. Man hat das excentrische Wachsen des Epidermisüberzuges selbst als die Ursache derselben betrachtet, oder sie zu erklären gesucht durch Capillarwirkung (Zaufal), oder durch die Lage der Extravasate innerhalb der Lymphgefässe (Kessel).

Entzündung des Trommelfells (Myringitis) und deren Ausgänge. Eine selbstständige primäre Entzündung des Trommelfells ist relativ selten und gewöhnlich nur einseitig. In den meisten Fällen coincidiren Paukenhöhlen- oder Gehörgangsentzündungen und die Entzündung des Trommelfells erscheint als secundäre.

Durch Hyperämie und seröse Durchfeuchtung der Cutisschicht erscheint bei der acuten Form der Myringitis die Membran abgeflacht und der Hammergriff undeutlich. Die Lage des letzteren ist nur durch einen rothen Gefässstrang kenntlich. Der Epidermisüberzug wird macerirt, hebt sich ab und zerfällt. Dadurch tritt das Corium frei zu Tage, welches geröthet, aufgelockert und geschwollen erscheint. Die Schwellung ist Folge seröser und zelliger Infiltration. In der Mucosa finden sich neben Gefässerweiterung massenhafte Zellen im bindegewebigen Stroma. Die Substantia propria zeigt eine eigenthümliche Quellung und Erweichung der Fasern, wodurch das Trommelfell eine weiche, sulzige, schlaffe Beschaffenheit bekommt und sehr leicht zerreisslich wird. Der Gehörgang, wenn er anfangs unbetheiligt erschien, participirt in der nächsten Nähe des Trommelfells secundär an der Entzündung. Dadurch verschwindet die scharfe Begrenzung zwischen Trommelfell und Gehörgang, und wegen der Schwellung des letzteren erscheint das Trommelfell kleiner. Mitunter entstehen Ecchymosen und interlamelläre Abscesse im Trommelfell. In sehr seltenen Fällen kommt es zur perforirenden Geschwürsbildung des Trommelfells. (Fig. 30.)

---

*) Lehrbuch. V. Auflage. S. 131. Anmerkung.

Acute Erkrankungen der Haut des Gehörganges erstrecken sich zuweilen auch über den Hautüberzug des Trommelfells, so dass auch Blasenbildungen auf demselben bei Eczem und Pemphigus gesehen werden können. Von einer bei Scrofulosis vorkommenden phlyctenulären Form der Myringitis, wie sie Triquet*) beschrieben hat, habe ich nie etwas gesehen. Vielleicht liegt Verwechslung mit blasigen Ectasien des Hautüberzuges oder mit Eczemblasen zu Grunde.

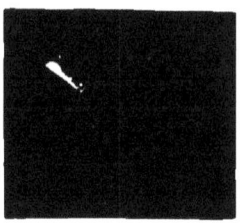

Fig. 30.

Die häufiger zur Beobachtung kommende chronische Trommelfellentzündung ist als isolirte Erkrankung ebenfalls selten, meist nur Begleiterscheinung gleichzeitiger Entzündungen der Paukenhöhle. Das Trommelfell erscheint mit Eiter bedeckt, verdickt, abgeflacht, gelblichgrau, mit radiär verlaufenden varicösen Gefässen, zuweilen mit polypösen Excrescenzen. Vom Hammer ist nichts erkennbar, als höchstens der Proc. brevis. In der Substantia propria sind Fett- und Kalkeinlagerungen, in der Schleimhautplatte Infiltration mit Rundzellen, Cystenbildung.

Die Gehörgangswände sind in der äusseren Hälfte von völlig normalem Aussehn, in der inneren Hälfte, in der Nachbarschaft des Trommelfelles, gewöhnlich mit schwärzlichen Krusten bedeckt, aber nirgends mit frischem Eiter.

Die von Wreden als selbstständige Krankheitsform beschriebene Myringitis parasitica (Myringomycosis aspergillina Wreden's) ist eine Theilerscheinung der Otomycosis. (S. S. 44.)

Als Myringitis villosa ist zuerst von Nassiloff**) eine Form der chronischen Entzündung beschrieben worden, bei der sich neben einer Neubildung von gefässreichem Bindegewebe in der Cutis und Membrana propria, durch welche die Trommelfellfasern fast gänzlich verdrängt werden können, neben reichlicher Gefässneubildung an der äusseren Oberfläche papilläre Auswüchse oder Zotten von 0,06—0,25 Mm. entwickeln.

Nach Nassiloff sind diese Zotten bedeckt von einem ge-

Fig. 30. Von aussen nach innen perforirendes Geschwür im centralen Theil des Trommelfells.
*) Presse méd. 1863. 18.
**) Med. Centralblatt. 1867. No. 11.

schichteten Pflasterepithel, nach Kessel von einem einschichtigen Cylinderepithel mit eigenthümlichen Formverschiedenheiten. Beide sind wahrscheinlich nur verschiedene Entwickelungsstufen gleicher Neubildungen*) und der polypösen Form der Schleimhautentzündung analog.

Als Ausgänge der Trommelfellentzündung sind zu nennen:

1. Anomalien der Farbe und Transparenz.

Abgesehen von den individuellen Schwankungen der Farbe und Transparenz, welche das gesunde Trommelfell darbieten kann, finden sich Trübungen und Verdickungen sehr häufig als Folgezustand von Entzündungsprocessen. Die rauchgraue oder perlgraue Farbe des normalen Trommelfells kann sehniggrau, weissgrau, gelb, gelbroth werden. Alle diese Farbenveränderungen erscheinen bei der Untersuchung am Lebenden viel ausgesprochener als in der Leiche, wo sie zum Theil an nicht ganz frischen Präparaten undeutlich erkennbar sind, an Spiritus-Präparaten auch ganz verschwunden erscheinen.

Von nicht zu unterschätzendem Einfluss auf diese Farbenveränderungen ist das Durchscheinen des Inhalts der Paukenhöhle, sei es abnormer Zustände deren Schleimhaut oder Secretanhäufungen. Das kindliche Trommelfell zeigt wegen grösserer Dicke des Cutis- und Schleimhautüberzuges immer ein dichteres weissliches Grau als das des Erwachsenen und wäre es denkbar, dass diese Abweichung von der normalen Farbe als Bildungsanomalie zuweilen auch im vorgerückten Alter fortbestehen könnte. Im Greisenalter gehört dagegen eine weissliche Verfärbung durchaus nicht zu den physiologischen Altersveränderungen.**)

Trübungen coincidiren keineswegs immer mit Verdickungen der Membran, sondern finden sich ebenso bei atrophischen Vorgängen.

Wir unterscheiden nach Ausdehnung, Lage und Gestalt in partielle und totale Trübungen, Randtrübungen, intermediäre Trübungen, halbmondförmige, fleckförmige, streifenförmige etc.

Die histologischen Substrate der Trübung sind mannigfacher

---

*) S. Kessel, Zur Myringitis villosa. A. f. O. V. S. 250.
**) J. Gruber beschreibt als häufig im Greisenalter periphere gelbliche oder milchige Trübungen, die „zumeist durch fettige Degeneration der Substanz bedingt" sein sollen. Lehrbuch. S. 398.

Art, am häufigsten Bindegewebsneubildung und Epithelveränderungen der Deckschichten, Einlagerung von Fett und Kalk, albuminöse Infiltration und Bindegewebsneubildung in der Lamina propria. Seltener ist nur eine einzelne Schicht der Sitz der Trübung, meist sind wegen der wechselseitigen Ernährungsbeziehungen alle drei gleichzeitig von den pathologischen Veränderungen betroffen. Verdickungen (normaler Dickendurchmesser = 0,1 Mm.) entstehen meist durch Dickenzunahme der Deckschichten, selten der fibrösen Mittelschicht.

Particelle Trübungen haben am häufigsten ihren Sitz in der Substantia propria, erstrecken sich aber von hier aus mit wenigen Ausnahmen in die Deckschichten hinein. Sie erscheinen als unregelmässige gelblichweisse oder weisse Flecke und Streifen, die anfangs verwaschene, später scharf begrenzte Ränder zeigen. Sie sind bedingt durch fettige Entartung der Lamina propria oder durch Bindegewebsneubildung zwischen den Trommelfellfasern, welche dadurch verdrängt erscheinen. —

Eine häufig wiederkehrende Form derselben ist eine halbmondförmige, intermediäre Trübung hinter dem Hammergriff, welche mit ihrer Convexität nach der Peripherie gerichtet ist. Sie ist häufig vorhanden bei gleichzeitiger Hypertrophie der Paukenschleimhaut und adhäsiver Entzündung derselben (Synechien innerhalb der Pauke). Manche intermediäre Trübungen sind übrigens nur optische Erscheinungen am Trommelfell. Sie verschwinden, sobald man das Trommelfell senkrecht auf die Fläche an der Leiche betrachtet. In anderen Fällen sieht man partielle Trübungen in Form unregelmässiger Flecke und Streifen (sehnige Trübungen), die zwischen sich atrophisch verdünnte Stellen einschliessen. Auch diese finden sich vorwiegend neben Rigidität und Ankylose der Gehörknöchelchen.

Die sogenannten Randtrübungen sind peripherisch gelegene, weissgraue Trübungen verschiedenster Intensität, die ebenfalls bedingt sein können durch Einlagerung von Fetttröpfchen zwischen die an der Peripherie normaler Weise dichtgedrängten Circulärfasern der Lamina propria oder durch eine gleichzeitige Verdickung der entsprechenden Stelle der Schleimhautplatte, welche an dieser Randzone, wie Gerlach zuerst beschrieben hat, auch im normalen Zustande Zotten oder Papillen zeigt.

Bei ausgesprochenen Randtrübungen, die stets auf eine gleichzeitige pathologische Verdickung der Paukenschleimhaut schliessen lassen, erscheint der centrale Theil des Trommelfells dunkler und durchscheinender und liegt scheinbar oder wirklich tiefer nach innen gewölbt.

Ungemein häufig sind die Verkalkungen im Trommelfell die sich als ganz isolirte Befunde ohne tiefere pathologische Veränderungen im Ohre bei Normalhörenden vorfinden, viel häufiger aber nach voraufgegangenen Eiterungsprocessen zurückbleiben

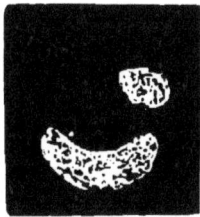
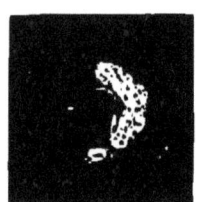

Fig. 31. Fig. 32.

und auch bei nicht eitrigen Entzündungsformen des Mittelohres bei Schwerhörigen entstehen können. Die häufigste Form der Kalkablagerung ist die des Halbmonds vor oder hinter dem Hammer-

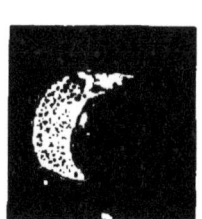
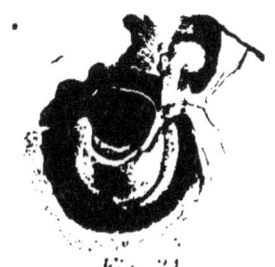

Fig. 33. Fig. 34.

griff, seltener die des Hufeisens. In den höchsten Graden kann sich die Verkalkung über die ganze Membran verbreiten, aber nur nach voraufgegangenen Eiterungsprocessen. Die Membran ist dann in eine völlig starre, steinharte Platte von zuweilen erheblicher Dicke (2—3 Mm.) verwandelt. (Fig. 34.)

Fig. 31. Verkalkungen im Trommelfell.
Fig. 32 u. 33. Verkalkungen und Narben.
Fig. 34. Totale Verkalkung des Trommelfells von innen gesehen, neben Narbenbildung im hinteren-oberen Quadranten. Das in Kalkmasse umgewandelte Trommelfell prominirt stark in die Paukenhöhle und ist hart wie Knochen.

Ausser der Halbmondform können Kalkablagerungen vorkommen in Gestalt unregelmässiger und radiärer Streifung, die vom Ende des Hammergriffs gegen die Peripherie gerichtet ist. Sehr selten ist das Vorkommen einer centralen Verkalkung, durch welche der Hammergriff eingeschlossen wird. Von Anfängern in der Otoscopie wird der gelbe Fleck, der am unteren Ende des Hammergriffs unter normalen Verhältnissen sichtbar ist, gern mit Kalkablagerung verwechselt.

Der Sitz der Kalkablagerung ist entweder die Lamina propria allein, so dass sich bei der anatomischen Präparation die Deckschichten mit der Präparirnadel unter Wasser leicht ablösen lassen, oder beide sind gleichzeitig verkalkt und die Ablagerung prominirt über die Schleimhautplatte, seltener über die Hautplatte.

Aeusserst selten scheint der verdickte Epidermisüberzug des Trommelfells allein der Sitz von Kalkablagerungen zu sein (Lucae).

In der Substantia propria zeigt sich die Einlagerung der amorphen Kalkkörner theils zwischen und in den Trommelfasern, theils in den Trommelfellkörpern, daneben gewöhnlich viel Fett, selten Pigment. Nach Wendt soll die Kalkablagerung stattfinden in die endothelialen Scheiden, welche die Balken und Balkenbündel röhrenförmig umgeben. Uebrigens dehnen sich die histologischen Veränderungen in der Umgebung der verkalkten Stelle weiter aus, als man nach dem scharf abgeschnittenen Rande der Verkalkung vermuthen könnte. Ausnahmsweise finden sich auch krystallinische Kalkablagerungen, wie v. Tröltsch zuerst beobachtet hat (Virch. Arch. XVII. S. 16). Bauer*) fand im Trommelfell von Hemicephalen Krystalle aus phosphorsaurem Kalk zusammen mit gleichen Ablagerungen in der Pauke und im Labyrinth, dabei den Stapes völlig eingegossen in krystallinische Kalkmasse. Lucae**) fand bei chronischem Catarrh des Mittelohres im peripherischen Theil des verdickten Epidermisüberzuges am Trommelfell Krystalle aus kohlensaurem Kalk. (Arragonit)

Der Nachweis des Vorkommens von Knochenneubildung in der Nähe von verkalkten Partien des Trommelfells ist beim Menschen durch die histologische Untersuchung zuerst von Politzer geliefert, später von Wendt u. A. aus eigenen Befunden be-

---

*) Diss. inaug. 1863. Marburg.
**) Virchow's Archiv. Band 36. Juni.

stätigt worden. Der Schliff zeigt grosse, dichtgelagerte Knochenkörperchen, die mit kurzen Ausläufern versehen sind.

Partielle Trübungen können nach Gruber*) schliesslich entstehen durch Faltung des Trommelfells mit folgender Verwachsung der Schleimhautflächen durch Bindegewebe. Sie entstehen nach länger andauerndem Verschluss der Tuba Eust. und haben ihren häufigsten Sitz im hintern Segment, erscheinen bogenförmig vom Proc. brevis ausgehend, gleichsam eine stärkere Ausbildung der sogenannten hinteren Falte darstellend. Das betreffende Trommelfellsegment erscheint verkleinert und getrübt. In gleicher Weise bedingte partielle Trübungen sollen nach Gruber auch im vorderen Segment und in Kreisform vorkommen.

Aehnliche Trübungen können bedingt sein durch faltige Wucherung an der Schleimhautplatte oder durch Verwachsung der Trommelfelltaschen.

Totale Trübungen des Trommelfells sind am häufigsten verursacht durch Verdickung der Schleimhautplatte, die als Theilerscheinung der Verdickung der Paukenschleimhaut bei chronischen Catarrhen erscheint. Die Verdickung der Schleimhautplatte kann so bedeutend werden, dass sie die normale Dicke des ganzen Trommelfells (0,1 Mm.) um das fünffache übersteigt. Neben Gefässerweiterung ist die Verdickung bedingt durch die Gegenwart von massenhaften Zellen im bindegewebigen Stroma. Das Epithel bleibt erhalten. Bei der Betrachtung von aussen beim Lebenden erscheint das Trommelfell in solchen Fällen bläulich-weiss oder sehnig, ähnlich einem mattgeschliffenen Glase (Politzer). Der Hammergriff bleibt dabei deutlich sichtbar oder tritt sogar in seiner Contour noch schärfer hervor als an einem normalen Trommelfell, so lange die äusseren Schichten unbetheiligt bleiben. In den meisten Fällen sind solche Verdickungen der Schleimhautplatte complicirt mit circumscripten oder diffusen secundären Trübungen der Lamina propria, oder der Hautschicht. Totale Trübungen können aber auch entstehen durch Lockerung oder Verdickung der Epidermis, durch Schwellung der Cutisschicht (dabei der Hammergriff unsichtbar) und durch Undurchsichtigkeit der Lamina propria allein.

Verdickungen des Epidermisüberzuges sind meist Theil-

---

*) Lehrbuch, S. 402.

erscheinung der verschiedenen Formen der Otitis externa, finden sich aber auch bei Paukenhöhleneiterung mit Perforation des Trommelfells. Das Trommelfell erscheint durch seröse Durchtränkung und Verdickung der Epidermis grauweiss, glanzlos, abgeflacht, rauh. In den höchsten Graden erscheint die Epidermis völlig macerirt. Diffuse Schwellung der Dermis wird bedingt durch Gefässerweiterung und Einlagerung von Eiterzellen zwischen den Bindegewebsmaschen; diffuse Trübung der Lamina propria durch glasige Quellung, albuminöse Infiltration oder fettige Entartung der Trommelfellfasern, und moleculäre Kalkablagerung. Ausnahmsweise fand Politzer als histologisches Substrat der Trübung der Lamina propria eine bedeutend dichtere Faserung.

2. Anomalien der Wölbung

können erscheinen als convexe Vorwölbung, Abflachung oder gesteigerte Concavität (Einziehung).

Convexe Vorwölbung ist selten total mit gleichzeitiger entzündlicher Schwellung bei acutem Catarrh der Paukenhöhle. Das Trommelfell erscheint halbkuglig vorgewölbt, blauroth, feucht glänzend, nicht unähnlich der Oberfläche eines Polypen mit glatter Oberfläche. Sehr häufig dagegen sind partielle Vorwölbungen des Trommelfells durch Exsudatanhäufungen im Cavum tympani und bei acuter Myringitis, am häufigsten in der Randzone und an der oberen Trommelfellhälfte. (Blasenartige Vorwölbungen an der Randzone des hinteren-oberen Quadranten.) Sie entstehen ferner durch Granulationen, Infiltrate und Abscesse im Trommelfell, durch Ansammlungen von Schleim, Eiter, käsigen oder epidermisartigen Massen hinter dem Trommelfell, durch Polypen in der Paukenhöhle.

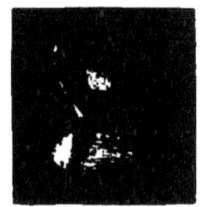

Fig. 35.

Die Granulationen des Trommelfells sind papilläre Bindegewebswucherungen der Cutisschicht, von denen einzelne Stellen oder die ganze Fläche besetzt sein können. Sie sind häufiger bei gleichzeitiger Otitis med. purulenta mit Perforation, als bei chronischer Otitis ext. ohne Perforation.

Die zuweilen durch Luftansammlung unter dem Hautüber-

Fig. 35. Blasenartige Vorwölbung an der Randzone des hinternoberen Quadranten durch Exsudatanhäufung im Cavum tympani.

zug und durch hernienartige Ausstülpung am Trommelfell entstehenden partiellen Vorwölbungen finden ihre Besprechung unter Atrophie des Trommelfells.

Abflachung, wobei das Trommelfell seine normale Concavität in der Umgebung des Umbo verliert und als flache Scheibe erscheint, resultirt 1) aus Schwellung der Hautplatte, die oft zusammenfällt mit Schwellung der Schleimhautplatte; 2) aus Exsudatanhäufung dahinter; 3) bei Ausfall der Wirkung des Tensor tympani (fettige Degeneration, Atrophie etc.).

Gesteigerte Concavität (abnorme Einziehung, Collapsus, Tiefstand). Ein normales Trommelfell erscheint in jeder Leiche, so lange der Rigor mortis des M. tensor tymp. anhält, vermehrt concav.

Pathologische Einziehungen werden herbeigeführt durch jeden länger anhaltenden Verschluss der Tuba Eustachii, aber auch ohne solchen durch Synechien des Trommelfells (Adhäsionen) resp. des Hammergriffes mit der Labyrinthwand oder dem Boden der Paukenhöhle*), durch periphere Dickenzunahme der Schleimhautplatte, durch Verkürzung der Sehne des Tensor tympani in Folge von Retraction des verdickten Schleimhautüberzuges.

Die Farbe bleibt bei pathologisch vermehrter Concavität entweder unverändert oder erscheint modificirt durch die durchscheinende Farbe der Paukenschleimhaut, oder ist bei gleichzeitiger Trübung des Trommelfells dunkelgrau. Der Glanz ist häufig erhöht, der dreieckige Lichtreflex verbreitert und gegen die Peripherie verschoben, häufig ein streifenförmiger Lichtreflex an der Peripherie vorn-unten.

Characteristisch für totale Einziehungen sind bei der Betrachtung von Aussen perspectivische Verkürzung des Hammergriffes, abnorme Prominenz des Proc. brevis und des Achsenbandes, besonders dessen hinterer Hälfte (Lig. mallei posticum Helmholtz). Von innen gesehen erscheint der centrale Theil des Trommelfells trichterförmig der Labyrinthwand der Paukenhöhle genähert.

Die sogenannte hintere Falte des Trommelfells, deren deutliche Ausbildung als Ausdruck gesteigerter Concavität gilt, ist keine wirkliche Faltenbildung in der Membran, sondern eine leichte Knickung derselben an der betreffenden Stelle, in Folge deren eine vom

---

*) Durch Synechie des Trommelfells mit der Labyrinthwand kann die Paukenhöhle in zwei getrennte Abschnitte gesondert werden, deren vorderer mit der Tuba, deren hinterer mit dem Warzenfortsatz communicirt.

Proc. brevis mallei aus nach hinten und abwärts curvenförmig verlaufende, hervorragende Leiste entsteht, wie v. Tröltsch sehr richtig in der ersten Auflage seines Lehrbuches 1862 (S. 148) die Sache darstellt. Schon bei normaler Lage des Trommelfells erscheint bei der Untersuchung am Lebenden der Hammer stets kürzer und schmaler, als er wirklich ist. Man überzeugt sich leicht davon bei Sectionen, wenn man das Trommelfell vor und nach Entfernung des Gehörganges betrachtet. Man spricht aber nur von einer perspectivischen Verkürzung im pathologischen Sinne bei pathologischer Steigerung der Concavität. Ihren höchsten Grad zeigt die perspectivische Verkürzung bei maximaler Einziehung des Trommelfells, d. h. in dem Falle, wenn es der Labyrinthwand anliegt. Neben geringeren Graden scheinbarer Verkürzung besteht gleichzeitig sehr häufig eine perspectivische Verschmälerung des Handgriffs, weil die Einziehung in der vorderen Hälfte des Trommelfells stärker ist wie in der hinteren. Bei grossen Defecten des Trommelfells in der Umgebung des Hammergriffes kann derselbe hyperhorizontal zu liegen kommen, so dass nur der Proc. brevis, mit seiner Spitze nach unten gerichtet, von aussen erkennbar bleibt.

Ueber partielle Einziehungen s. Narben (S. 62) und Atrophie des Trommelfells (S. 66).

3. Perforation und Narbenbildung.

Perforationen kommen an allen Theilen des Trommelfells vor, am häufigsten in der intermediären Zone zwischen Manubrium und Sehnenring und zwar im vorderen-unteren Quadranten, am seltensten unmittelbar am Manubrium oder Sehnenring, weil hier die Lamina propria am mächtigsten entwickelt ist und den Zerstörungsprocessen den grössten Widerstand leistet (Politzer). Keineswegs selten sind Perforationen am oberen Pole, in der sogenannten Membrana flaccida Shrapnelli, wo die Lamina propria gänzlich mangelt.

Die Grösse der Perforation wechselt zwischen der Grösse eines feines Nadelstiches und völligem Defect der Membran. Am häufigsten erhalten bleiben ein ¯V¯ Rest nach oben um den Hammergriff und ein sichelförmiger Rest an der Peripherie.

Die gewöhnlichste Form der Perforation ist rund, oval, elliptisch oder nierenförmig. Bei centralen Defecten weicht der blosgelegte Hammergriff durch den Zug der Sehne des Tensor tympani nach innen ab und erscheint dem Promontorium genähert oder anliegend, in vielen Fällen aber so stark nach innen und oben gezogen, dass er bei der Betrachtung von aussen ganz geschwunden scheint. In anderen Fällen erscheint das untere Ende durch Rareficirung verkürzt oder der Griff fehlt gänzlich bis zum Kopfe des Hammers.

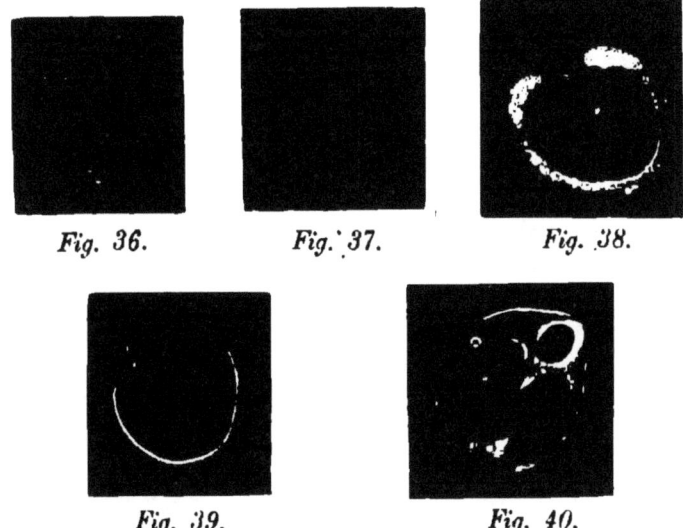

Fig. 36.   Fig. 37.   Fig. 38.

Fig. 39.   Fig. 40.

Ueberwiegend häufig entsteht die Perforation von innen nach aussen bei Otitis media purulenta, seltener von aussen nach innen durch perforirende Geschwüre oder nach voraufgegangener Abscessbildung bei Myringitis. Bei der Entstehung wirken meist verschiedene Umstände zusammen, entzündliche Erweichung des Trommelfellgewebes, Druck des Exsudates hinter dem Trommelfell, Exspirationsbewegungen. Anfänglich besteht nur ein Einriss, dessen Ränder ulceriren und Substanzverlust herbeiführen. Für die Ausdehnung des letzteren sind constitutionelle Verhältnisse entscheidend. Die grössten und schnellsten Zerstörungen entstehen bei Scrofulose, Tuberculose und besonders nach Scarlatina.

Fig. 36. Alte rundliche Perforation des Trommelfells mit verdicktem Rande.
Fig. 37. Nierenförmige Perforation.
Fig. 38. Grösserer nierenförmiger Defect mit entblösstem Hammergriff und Kalkablagerung im erhaltenen Trommelfellrand.
Fig. 39. Defect des ganzen Trommelfells mit Erhaltung des freiliegenden Hammergriffes und des Sehnenringes.
Fig. 40. Defect des Trommelfells mit freiliegendem und necrotischem Hammergriff. Stapeskopf sichtbar. In der Membrana Shrapnelli eine tief eingezogene Narbe.

Eine sehr seltene Ursache der Perforation ist spontane Atrophie oder Druckatrophie*) des Trommelfells ohne Coincidenz eitriger Entzündung. Dabei erscheint das ganze Trommelfell äusserst zart und durchscheinend, die Ränder des Defectes sind zugeschärft. Nach Beck**) soll eine Prädisposition zu atrophischen Defecten im Trommelfell im Greisenalter bestehen.

Frische Perforationen zeigen unregelmässige, fetzige, aufgefaserte Ränder, alte Perforationen glatte, zugeschärfte oder verdickte (Gefässentwickelung und Zelleneinlagerung), zuweilen verkalkte Ränder. Die Ränder können partiell oder ganz mit der Schleimhaut der Labyrinthwand verwachsen, direct oder durch bindegewebige Stränge.

Mehrfache Perforationen eines Trommelfells galten nach früheren Annahmen für selten (z. B. noch bei Politzer, Beleuchtungsbilder, S. 135). Nach dem, was ich selbst an Lebenden und bei Sectionen gesehen habe, kann ich zwei, durch eine Brücke getrennte Substanzverluste, auch dreifache Perforationen nicht zu den Seltenheiten zählen. Lange Zeit hatte ich an dem Vorkommen einer siebförmigen Durchlöcherung des Trommelfells gezweifelt, wie sie zuerst von Bonnafont beschrieben worden ist.

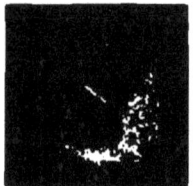

Fig. 41.

Doch habe ich mich durch eigene Wahrnehmung überzeugt, dass nicht allein bei Tuberculosis pulmonum und Miliartuberculose, sondern auch bei Scharlach mit Rachendiphtheritis und pyämischen Zuständen das Trommelfell gleichzeitig an verschiedenen Stellen zerfallen kann, erst multiple äusserst feine Löcher zeigt, die sich schnell vergrössern und schliesslich zu einem grossen Defect zusammenfliessen (Embolien?).***)

Heilung der Perforation kommt bei der bedeutenden Regenerationsfähigkeit des Trommelfells†) sehr häufig zur Beob-

---

Fig. 41. Doppelte Perforation eines Trommelfells.

*) Schwartze, A. f. O. II. S. 291.
**) Beck, Krankheiten des Gehörorgans. Heidelberg und Leipzig. 1827. S. 187.
***) Ueber multiple Perforation des Trommelfells bei Typhus vgl. C. E. E. Hoffmann, A. f. O. IV. S. 277.
†) In sehr überraschender Weise erlebte ich dieselbe u. A. in einem Falle, wo ich mehr als ²/₃ des Trommelfells excidirt und gleichzeitig den ganzen Hammer extrahirt hatte. Nach einigen Wochen war die ganze Lücke durch eine neugebildete Membran geschlossen.

achtung. Defecte von mehr als ²/₃ der ganzen Membran können sich wieder ersetzen. Bei frischen Perforationen und solchen ohne grösseren Defect erfolgt die Heilung ohne eine sichtbare pathologische Veränderung am Trommelfell zu hinterlassen. Bei älteren und grösseren Perforationen erfolgt Heilung mit Hinterlassung einer bleibenden Narbe. Das Trommelfell wird zunächst blass und trocken, die Ränder der Oeffnung schärfen sich zu und erscheinen bei intensiver Beleuchtung hyalin. Durch Auswachsen von Bindegewebe an den Rändern kommt der Verschluss zu Stande.

Nicht selten sieht man breite Gefässstränge von den Rändern des Defectes nach der Peripherie des Trommelfells verlaufen, die sich nach erfolgtem Verschluss ganz allmählig zurückbilden, auch wohl längere Zeit auf der neugebildeten Narbe

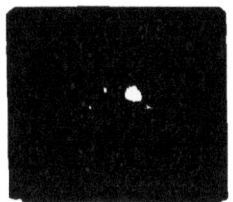 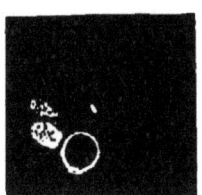

Fig. 42.   *Fig. 43.*

selbst sichtbar bleiben können. Die fertige Narbe besteht aus einem dünnen Bindegewebsstratum mit Capillaren, welches auf beiden Seiten von einer sehr dünnen Epitheliallage überzogen wird. Die Lamina propria wird nicht regenerirt. Diese erscheint am Rande der Narbe scharf abgesetzt und geht unmittelbar über in concentrisch angeordnetes fibrilläres Bindegewebe, welches dem Rande der Narbe parallel verläuft. Mitunter ragen die Fasern der Lamina propria stellenweise zackig in das Narbengewebe hinein, und erleiden dabei Formveränderungen.

Wegen der mangelnden Lamina propria in der Narbe, er-

Fig. 42. Ovale Narbe im Trommelfell Auf derselben ein Lichtreflex.
Fig. 43. Grosse Narbe in der hinteren Hälfte des Trommelfells; in der vorderen Hälfte runde Perforation mit verkalktem Rande und zwei verkalkte Stellen. (Nach Politzer, Beleuchtungsbilder etc. Taf. II. Fig. 4.

scheint dieselbe stets tiefer liegend, als das übrige Niveau des Trommelfells, eingesunken, der Labyrinthwand genähert.

Grösse und Form der Narben sind variabel, entsprechend dem Substanzverluste. Die gewöhnlichste Gestalt der Narbe ist oval, rundlich oder nierenförmig.

Bei der Betrachtung von aussen erscheinen sie scharf abgegrenzt, dunkler wie die Umgebung und vertieft. Beim Einblasen von Luft in das Mittelohr wird die Narbe nach aussen vorgetrieben und faltet sich. Grössere Narben können dem langen Ambossschenkel oder der Labyrinthwand mit dem Steigbügel anliegen und mit denselben verwachsen, entweder direct oder durch Bindegewebsbrücken (Stränge, Membranen).

Bei directer Verlöthung der Narbe mit der Labyrinthwand sind auf dem Querschnitt zuweilen scheinbar cystenartige Hohl-

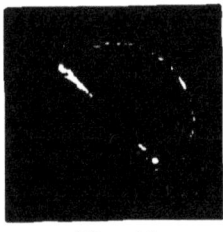   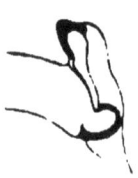

Fig. 44.   *Fig. 45.*

räume oder drüsenartige Einstülpungen der Oberfläche vorhanden. Ueber die Entstehung dieser nur scheinbaren Veränderungen vergl. unter Paukenhöhle. Die äussere Oberfläche solcher mit der Labyrinthwand verwachsenen Narben erscheint meist feucht, zeitweilig secernirend durch mangelnde Verhornung des Epithels. (Politzer, l. c. S. 111).

In sehr vielen Fällen bleibt dieser erwünschte Verschluss der Perforation durch Narbenbildung aus und es erfolgt eine lippenförmige Ueberhäutung der Perforationsränder mit Persistenz der Lücke. Dabei kann eine Verdickung des Perforations-

---

Fig. 44. Zwei sehr grosse Narben im Trommelfell vor und hinter dem Hammergriff, grössten Theils verwachsen mit der Labyrinthwand der Paukenhöhle

Fig. 45. Trichterförmig eingezogene Narbe des Trommelfells, mit der Labyrinthwand verwachsen. (Schematischer Durchschnitt durch Gehörgang, Trommelfell und Paukenhöhle nach Politzer, Beleuchtungsbilder. S. 109.

randes durch Bindegewebsneubildung (s. Fig. 36) vorhanden sein, die nachträglich der Verkalkung (s. Fig. 43) unterliegen kann.

Eine nur scheinbare Vernarbung kommt schliesslich zuweilen dadurch zu Stande, dass die Paukenhöhle ganz erfüllt wird von der wuchernden Schleimhaut, welche die Trommelfellöffnung von innen verlegt und mit welcher die Ränder der Perforation verwachsen. Es zeigt sich dann über der stark eingezogenen Stelle am Trommelfell ein verdickter Epidermisüberzug.

4. **Ablösung des Hammergriffes**
von seiner Insertion im Trommelfell, meist nur in seiner unteren Hälfte, selten in seiner ganzen Länge, so dass er frei in die Paukenhöhle hineinragt und dem Promontorium bis zur Berührung genähert sein kann, kommt ziemlich häufig zu Stande bei entzündlicher Erweichung (Hyperämie und Schwellung) des Trommelfells durch den Zug der Sehne des Tensor tympani, mit oder ohne gleichzeitigem Defect des Trommelfells in der Umgebung des Hammergriffes. In einem Falle sah ich solche Ablösung neben doppelter Perforation (Figur 47). Man sieht an der entsprechenden Stelle der Mucosa zuweilen eine flach ausgehöhlte Rinne oder eine leistenartige Erhabenheit. In anderen Fällen liegt der abgelöste Hammergriff scheinbar in seiner ge-

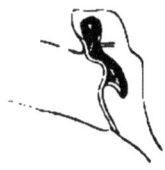
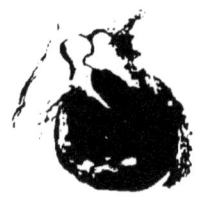

Fig. 46.   *Fig. 47.*

wöhnlichen Lage am Trommelfell, lässt sich aber ganz leicht von demselben abheben. Wendt fand einmal den abgelösten und

Fig. 46. Schematischer Durchschnitt durch Gehörgang, Trommelfell und Paukenhöhle zur Demonstration der Ablösung des Hammergriffes vom Trommelfelle. (Nach Politzer, Beleuchtungsbilder etc. Seite 118.).

Fig. 47. Abgelöster und am unteren Ende rareficirter Hammergriff neben doppelter Perforation, von der Paukenhöhle aus gesehen.

vom Trommelfell abstehenden Hammergriff in eine röhrenartige Umkleidung von lebhaft rothem, weichem, glattem Gewebe lose und beweglich eingebettet. Nachträglich kann sich der Hammergriff durch eine bindegewebige Brücke wieder mit dem Trommelfell verbinden. Eine constante Wölbungsanomalie am Trommelfell wird nicht bedingt durch die Ablösung des Hammergriffes. Es kann von aussen abgeflacht, aber auch abnorm concav erscheinen oder partielle Vorwölbungen, besonders hinten oben erkennen lassen. Bei der Betrachtung von aussen lässt sich die Ablösung zuweilen daran erkennen, dass der Griff plötzlich verschwindet, vielleicht schon dicht unterhalb des Proc. brevis, ohne dass eine abnorme Einziehung des Trommelfells besteht.

Nach Gruber soll sich auch der Knorpelmantel des Hammergriffes vom knöchernen Griffe ablösen können durch Flüssigkeitsansammlung zwischen Knorpel und Knochen.(?)

5. Abscess.

Interlamelläre Abscesse des Trommelfells, bei acuter Myringitis und bei acutem Catarrh der Paukenhöhle, sind selten, meist mehrfach, erscheinen als flachgewölbte Erhabenheiten von gelber Farbe und mattem, wachsartigen Glanze. Durch Druck mit dem Sondenknopfe lässt sich eine Delle eindrücken, wie sie Fig. 48 auf dem central gelegenen Abscess erkennbar ist. Das Trommelfell ist gleichzeitig hyperämisch und geschwollen. Solche Abscesse dürfen nicht verwechselt werden mit den viel häufigeren partiellen Vorwölbungen des Trommelfells durch Exsudatanhäufungen hinter demselben.

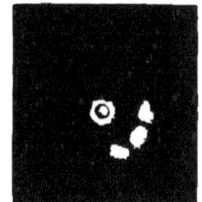

Fig. 48.

6. Geschwürsbildung

kommt selten zur Beobachtung wegen der geringen Dicke des Trommelfells (0,1 Mm.), findet sich isolirt an der Cutisschicht bei Myringitis mit Hyperämie und Schwellung und an der Schleimhautplatte bei eitriger Entzündung der Paukenhöhle als Vorläufer der Perforation, oder neben Perforationen.

Im ersteren Falle erscheint eine seichte Vertiefung, deren

Fig. 48. Interlamelläre Abscesse im Trommelfell.

unebener, rauher, zottiger, schmutzigröthlicher Grund mit missfarbigem Detritus oder Krusten aus eingetrocknetem Eiter bedeckt ist.*) Das übrige Trommelfell ist entzündlich erweicht und verdickt.

7. **Anomalien der Membrana flaccida Shrapnelli.**

Einziehung derselben mit und ohne Verwachsung mit dem Hammerhals bei sonst normaler Wölbung des Trommelfells, und bei vermehrter Concavität, häufig mit Faltung derselben oder mit Perforation (s. Fig. 40). Da dieser accessorische Theil des Trommelfells functionell völlig bedeutungslos ist, so haben auch seine pathologischen Veränderungen geringes Interesse. Zaufal erklärte früher die trichterförmige Einziehung irrthümlicher Weise für pathognomonisch bei Verwachsung des Hammer-Ambossgelenks. Sie findet sich nicht selten bei völlig normalem Befund des Mittelohres.

Atrophie des Trommelfells. Partielle oder totale Atrophie ist sehr häufig. Erstere ist bedingt durch Schwund der Lamina propria bei umschriebenen Affectionen der Mucosa bei chronischem Paukenhöhlencatarrh ohne Perforation. Im Aussehen ist sie zuweilen schwer zu unterscheiden von Narben, zeigt jedoch meist weniger scharf begrenzte Ränder als diese.

Totale Atrophie, vorzugsweise der Lamina propria, sehr häufig nach lange dauerndem Tubenverschluss in Folge der langen Dehnung (Spannungs- oder Druckatrophie), zuweilen durch Druck anliegender Ceruminalpfröpfe. Characteristisch ist die Bildung zahlreicher radiärer, gradliniger oder bogenförmiger Falten mit streifigen Lichtreflexen nach dem Anblasen des Trommelfells und die abnorme Beweglichkeit der Membran bei Luftdruckschwankungen.

Bei hochgradigen Atrophien sinkt das Trommelfell in die Paukenhöhle hinein (Collapsus des Trommelfells nach Wilde) und die Contouren der Labyrinthwand (Promontorium, Nische zum runden Fenster) und Amboss und Steigbügel können sichtbar werden, ebenso die Chorda tympani, die Tröltschen Taschen; bei Hyperämie der Labyrinthwand ist diese an der durchscheinenden violetten Röthe deutlich erkennbar.

---

*) Ueber Trommelfellgeschwüre vgl.: Toynbee, Diseases of the ear. S. 145. Wilde, Pract. Bemerkungen etc. Uebersetzung. S. 271. Politzer, Beleuchtungsbilder. S. 66. v. Tröltsch, Lehrbuch. 4. Aufl. S. 119.

Bei hochgradigen Atrophien können Perforationslücken im Trommelfell entstehen, ohne dass ein Eiterungsprocess voraufgegangen (s. S. 61).

Bei partieller Atrophie der Lamina propria kommt es nicht selten durch hernienartige Ausstülpung der Mucosa zwischen den auseinander gewichenen Fasern der Lamina propria zu **blasigen oder beutelförmigen Vorwölbungen** am Trommelfell, die Luft oder Secret enthalten können. Bei partiellem Substanzverlust in der Mucosa und Lamina propria kann es in manchen Fällen bei chronischen Trommelhöhlenentzündungen zu einem umfangreicheren **Emphysem des Trommelfells** kommen, besonders nach Lufteintreibung in das mittlere Ohr, worunter eine Ansammlung von Luft unter der Cutisschicht des Trommelfells verstanden wird. Die Vorwölbung erscheint dann höckrig und kann den Hammergriff verdecken.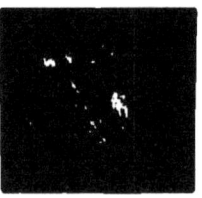

Fig. 49.

Gewöhnlich verschwinden solche Emphyseme bei Nachlass des Luftdruckes von innen sehr schnell wieder.

Neubildungen. Die häufigen **Granulationswucherungen** sind S. 57 erwähnt worden.

Epitheliale Neubildungen kommen vor an der Hautplatte und an der Mucosa. Erstere erscheinen in seltenen Fällen als circumscripte, harte, glänzend weisse, perlartige Körner von Hirsekorn- bis Stecknadelkopfgrösse, zuweilen in grösserer Zahl. Sie sind von knorpelartiger Consistenz und enthalten in einer sehr festen Hülle eine gelbliche, breiartige Masse (Epithelien), unterliegen übrigens wie Extravasate der excentrischen Locomotion mit dem Wachsthum des Epithelialüberzuges am Trommelfell.*) Da drüsige Elemente im Trommelfell fehlen, so sind diese kleinen Geschwülste nicht als Milien zu betrachten, mit denen sie äusserlich grosse Aehnlichkeit haben, sondern als kleinste Cholesteatome (?).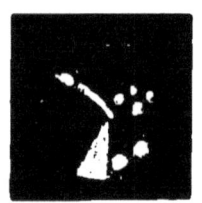

Fig. 50.

Die an der Mucosa in Gestalt flacher, runder, weisser Er-

Fig. 49. Beutelförmige Ausstülpung am Trommelfell.
Fig. 50. Perlbildung am Trommelfell. Nach Urbantschitsch.
*) Zuerst von Urbantschitsch beschrieben. A. f. O. X. S. 7.

habenheiten vorkommenden epithelialen Neubildungen sind nur von innen sichtbar.

Sehr gewöhnlich sind membranöse (faltige), papilläre und polypöse Neubildungen an der Mucosa. Zwischen den Polypen von fast microscopischer Kleinheit, die an der Mucosa gestielt aufsitzen, bis zur vollständigen polypösen Entartung des ganzen Trommelfells kommen alle Uebergangsformen vor. v. Tröltsch*) wies zuerst nach, dass in Trommelfellpolypen die bandartigen Fasern der Lamina propria des Trommelfells in grosser Menge zu finden sind.

Das in mehreren Fällen beschriebene Cholesteatom des Trommelfells hatte sich in einem von Wendt auch histologisch genauer untersuchten Falle aus der Lamina propria entwickelt und zwar aus den endothelialen Scheiden ihrer Balken. Die Geschwulst sass an der Innenfläche des übrigens defecten Trommelfells, war halbkuglig, hochroth, leicht höckrig, mit sehr starkem metallischen, wie goldigen Glanz. Sie war von einer Bindegewebshülle (Fortsetzung der Schleimhaut) umgeben, bestand sonst aus „alternirend angeordneten hypertrophischen Balken und concentrisch gewucherten Umscheidungen der Lamina propria mit Einlagerung von Cholestearin zwischen die letzteren".

In dem von Hinton**) beschriebenen Falle (Sebaceous tumour), sass die erbsengrosse Geschwulst von bräunlicher Farbe, bestehend aus einem dünnen bindegewebigen Sack (Trommelfellsubstanz?) mit einem Inhalt von zwiebelartig geschichteten Epithellagen an der Innenfläche des Trommelfells, oberhalb des Proc. brevis. Die Geschwulst stand in unmittelbarer Verbindung mit dem Trommelfell. Otorrhoe nicht vorhergegangen. Im Cav. tympani zahlreiche pseudomembranöse Stränge.

Tuberkel des Trommelfells erscheinen bei Kindern mit Miliartuberculose als gelbröthliche Flecke von Stecknadelkopfgrösse oder noch grösser in der intermediären Zone, während das übrige Trommelfell ohne Injection, gelbgrau getrübt erscheint von durchscheinendem schleimig-eitrigem Exsudat in der Paukenhöhle. Von der Paukenhöhle aus gesehen erscheinen diese Flecke flach gewölbt, prominent über das Niveau der Schleimhaut, scharf umschrieben. Auch bei chronischer Lungentuberculose Erwach-

---
*) Virchow's Archiv. XVII. S. 44.
**) Vergl. A. f. O. II. S. 151.

sener habe ich bei Lebzeiten öfters gelbliche, leicht prominente und härtliche Stellen gesehen, die von schnellem ulcerativen Zerfall des Trommelfells gefolgt waren und wahrscheinlich als Tuberkel des Trommelfells zu deuten sind. Die histologische Bestätigung dieser Annahme fehlt vorläufig.

Ruptur des Trommelfells entsteht häufig durch Trauma direct (Eindringen eines Fremdkörpers) oder indirect durch Luftdruck (Schuss, Ohrfeigen, Sprung ins Wasser, Keuchhusten) und bei Schädelfracturen oder starken Erschütterungen des Schläfenbeins. Die Ränder sind bei directem Trauma meist unregelmässig fetzig und blutig suffundirt. Die durch indirecte Gewalt entstehenden Rupturen stellen am häufigsten eine klaffende Spalte dar, die mit ihrer Längsachse den Radiärfasern parallel steht. Die bei Artilleristen vor-

Fig. 51.

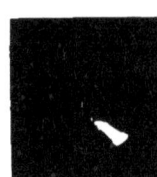

Fig. 52.

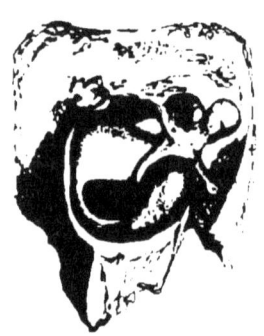

Fig. 53.

vorkommenden Rupturen verlaufen häufig parallel und hinter dem Hammergriffe verlaufen. Bei den durch massigen Luftdruck erzeugten Rupturen besteht meist schon vorher eine anatomische Prädisposition des Trommelfells (Atrophie, Kalkablagerung).

Einfache Rupturen ohne tiefere Verletzungen des Ohres heilen bei sonst gesunden Individuen und bei zweckmässigem

---

Fig. 51. Ruptur des Trommelfells durch Schlag auf das Ohr. Nach Toynbee, Diseases of the ear. S. 182.

Fig. 52. Ruptur eines atrophischen Trommelfells durch forcirtes Aufblasen desselben beim Valsalva'schen Versuch. Nach Toynbee, ibid. S. 183.

Fig. 53. Ruptur des Trommelfells von einem Erhängten. Von der Paukenhöhle aus gesehen.

Verhalten gewöhnlich in Zeit von wenigen Tagen oder Wochen unter Hinterlassung von Narben oder auch ohne solche.

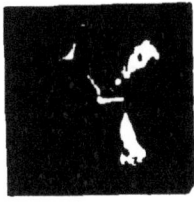

Fig. 54.

Zusammen mit Ruptur des Trommelfells kommt es in seltenen Fällen zu Dislocationen des Hammers und Ambosses, noch seltener zu Fracturen des Hammergriffes. Letztere können verheilen und auffallende Gestaltsveränderungen (schiefe Lage, Verdrehung um die Längsachse, Winkelstellung) hinterlassen.

Paukenhöhle.

Allgemeine Bemerkungen.

Nach dem jetzigen Standpunkt unseres pathologisch-anatomischen Wissens ist die Paukenhöhle der häufigste Sitz aller im Ohr überhaupt vorkommenden pathologischen Processe. Die mucös-periostale Auskleidung derselben ist im normalen Zustand äusserst dünn und zart (0,75 Mm. dick), vollkommen durchsichtig und farblos und feuchtglänzend. Sie überzieht ausser den Wandungen gekrösartig die Gehörknöchelchen und die Sehnen des M. tensor tympani und M. stapedius. Der von ihr umschlossene lufthaltige Raum hat die physiologische Bedeutung, den Schwingungen des Trommelfells und seiner Adnexa, der Gehörknöchelchen, so wie dem Ausweichen der Membran des runden Fensters freien Spielraum zu gewähren. Alle Veränderungen also innerhalb dieses Raumes, welche ein Hinderniss für die freie Schwingung dieser Theile abgeben können, werden zu Ursachen von Hörstörungen gerechnet werden müssen. Als die häufigsten derselben finden sich reichliche Exsudatanhäufungen[*]), Schwellung und Rigidität der Schleimhaut und dadurch herbeigeführte Verminderung der normalen Beweglichkeit des schallleitenden Apparates, Zerstörungsprocesse durch ulcerative Vorgänge, abnorme Verbindungen von Theilen des schallleitenden Apparates unter sich oder mit den Wandungen, Geschwülste.

In pathologischer Beziehung hat die mucös-periostale Auskleidung der Paukenhöhle die überwiegenden Eigenschaften der serösen Häute, obwohl sie ihrer histologischen Beschaffenheit und ihrer entwicklungsgeschichtlichen Stellung wegen nicht als Serosa, sondern als Mucosa bezeichnet werden muss. Ihr arterielles Blut stammt aus verschiedenen Gefässbezirken (A. meningea media [maxillaris int.], A. stylomastoidea und pharyngea ascendens [carotis ext.], A. auricularis posterior, A. tympanica, Carotis interna), die mit einander Anastomosen eingehen.

Fig. 54. Fracturirter Hammergriff. (Nach Roosa, Diseases of the ear. 1873. S. 236.)

[*]) Wenige Tropfen seröser Flüssigkeit findet man sehr oft in der Paukenhöhle unter sonst normalen Verhältnissen des Ohres.

Die Venen gelangen durch feine Oeffnungen der Fissura petrososquamosa zu den Venen der Dura mater und durch deren Vermittlung in den Sinus petrosus sup. Die Lymphgefässe bilden nach Kessel stellenweise ein Röhrensystem im Perioste, welches mit kugeligen Erweiterungen oder starken seitlichen Ausbuchtungen versehen ist. Unter dem Tegmen tympani, wo sich das Periost von der Schleimhaut trennt, sind trichterförmige oder kuglige Lymphräume, welche mit einander communiciren und von einem feinen Netzwerk durchzogen sind. Durch Luftdruckschwankungen in der Paukenhöhle wird die Fortbewegung der Lymphe in diesen Lymphräumen und dem Röhrensystem befördert (Kessel).

Das Bindegewebsstratum der Paukenschleimhaut kann unterschieden werden in eine subepitheliale und eine periostale Lage. Letztere giebt Fasern in die Tunica adventitia der Knochengefässe (und an die Scheiden der in den Knochenrinnen verlaufenden Nerven) und darf deshalb und wegen der Anordnung der Gefässe als Periost bezeichnet werden (Prussak).

Eigenthümliche Körper von der Beschaffenheit der Pacini-Vater'schen Tastkörperchen wurden gleichzeitig von Kessel und Politzer als normale Attribute der Schleimhaut in Pauke und Warzenfortsatz beschrieben, von dem ersteren als Organe von besonderer physiologischer Wichtigkeit betrachtet, später von Wendt*) aber als Artefarcte gedeutet (atrophische Reste von dehiscirenden Pseudomembranen). v. Tröltsch hat ähnliche Körperchen zuerst im Jahre 1859 (Virchow's Archiv. XVII. S. 60) gefunden und als pathologische Bildungen beschrieben, für welche sie von, einzelnen Beobachtern auch heute noch gehalten werden (z. B. von Zaufal für Psammome).

Zur microscopischen Untersuchung muss die Paukenschleimhaut von der Knochenwand abgelöst werden, was am leichtesten an der Labyrinthwand gelingt, und dann behufs Anfertigung von Querschnitten in verdünnter Chromsäure einige Tage erhärtet werden. Zur Einbettung können in Alcohol erhärtete Leber oder erhärtende Flüssigkeiten (Gummilösung, Leimglycerin) verwandt werden.

Missbildungen. Bei völligem Defect der Paukenhöhle kann dieselbe durch solide Knochenmasse ersetzt sein. Zuweilen ist sie nur rudimentär entwickelt oder im Gegentheil abnorm weit. In anderen Fällen fehlen nur die Labyrinthfenster, gänzlich oder theilweise. Geringere Abweichungen von der normalen Formation der Wände sind häufiger (Mangel der Eminentia pyramidalis, knöcherne Verengerung der Labyrinthfenster, Vorwölbung der unteren Wand mit Obliteration des runden Fensters [Odenius]).

Die Gehörknöchelchen können durch angeborenen Defect fehlen, sämmtlich**) oder einzelne derselben. Auch Verschmel-

---
*) Nach W. Krause bestehen sie nur aus concentrischen Bindegewebslagen, ohne Nervenfasern und ohne interstitielle Flüssigkeit.
**) Otto, Lehrbuch der patholog. Anatomie. Berlin, 1830. Bd. I. S. 172. Bernard. Treviranus, Itard.

zung der 3 Gehörknöchelchen zu einem (Columella) ist gefunden.*) Mich. Jäger fand den einschenkligen Steigbügel und Amboss verschmolzen. Oder es sind überzählige Gehörknöchelchen vorhanden. (Fall von Rose**) mit Atresie des Gehörganges, Fall von Otto***): ein langer cylindrischer Zwischenknochen zwischen Hammer und Amboss.)
Viel häufiger sind Missbildungen der Gestalt der Gehörknöchelchen (abnorm klein oder gross), besonders häufig am Steigbügel beschrieben. Ungleiche Länge seiner Schenkel, nur ein Schenkel vorhanden (Comparetti, Cassebohm, Tiedemann, Mich. Jäger), oder der eine Schenkel erreicht nicht die Fussplatte, beide Schenkel durch eine Knochenbrücke vereinigt (nach Bonnafont häufiger vorkommend). Am Amboss erscheint der lange Fortsatz bald mehr, bald weniger gebogen.

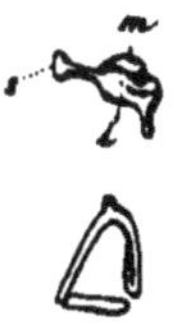

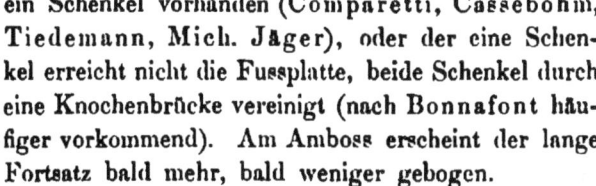

Fig. 55, 56.

Am seltensten sind Anomalien der Gestalt am Hammer angeboren. Bonnafont citirt (l. c. S. 538) eine Beobachtung von angeborenem Defect des Manubrium bei einem Kalbe. Mich. Jäger fand den Kopf und Hals von regelmässiger Form und in normaler Verbindung mit dem Amboss, dagegen Manubrium und Proc. brevis fehlend bei congenitalem Defect des Trommelfells und des Gehörganges.

Hyperämie und Hämorrhagie. Hyperämien der Paukenschleimhaut in den verschiedensten Graden gehören zu den häufigsten Vorkommnissen. Besonders im Kindesalter entstehen sie ungemein leicht bei jedem Schnupfen, Bronchitis, Stomatitis aphthosa, Angina und können hier nach kurzer Zeit wieder verschwinden, ohne von tieferen anatomischen oder functionellen Störungen gefolgt zu sein. Stauungshyperämien bei Herzfehlern und Lungenaffectionen, bei Geschwülsten am Halse, welche einen Druck auf die Halsvenen ausüben. Secundär bei Eiterung im inneren

---

Fig. 55. (Nach M. Jäger.) Der Stapes (s) hat seine normale Fussplatte, aber nur einen Schenkel, der mit dem langen Fortsatze des normalen Amboss (i) einen Knochen bildet. Am Hammer (m) fehlt Manubrium und Proc. brevis, weil Trommelfell fehlt.
Fig. 56. Missbildung des Steigbügels. Der eine Schenkel erreicht nicht die Fussplatte (nach Welcker, Arch. f. Ohrenh. Bd. I. Taf. II. Fig. 3).
*) Canstatts Jahresbericht 1847. Heidenreich. S. 111.
**) Rose, vergl. A. f. O. III. S. 251.
***) Otto, l. c. S. 174. Anm. 21.

Ohr und bei Meningitis, fortgepflanzt durch die Fortsätze der Dura mater, welche in die Trommelhöhle gehen. Die Hyperämie betrifft vorzugsweise die venösen Gefässe, die sich nicht allein erweitert, sondern gewunden und mit buchtigen Ausdehnungen versehen zeigen (Politzer, A. f. O. VII. S. 13). Vereinzelte kleine Ecchymosen neben frischer Hyperämie der Schleimhaut finden sich oft. Blutergüsse in die Paukenhöhle (Haematotympanum) entstehen durch Trauma nach heftiger Erschütterung des Schädels (Schlag, Fall auf den Kopf) mit und ohne Fractur des Schläfenbeins[*]); nach directen Verletzungen des Ohres durch eindringende spitze Gegenstände mit gleichzeitiger Ruptur des Trommelfells; bei Strangulation, nach heftigem Erbrechen, bei Keuchhusten. Aber auch spontan bei acuten Entzündungen, bei Morbus Brightii, Cynanche diphtheritica, Endocarditis verrucosa recens und ulcerosa (Trautmann). Der durch das Trommelfell blauroth durchscheinende Bluterguss kann resorbirt werden oder führt zu eitriger Entzündung.

Hämorrhagische Infiltrationen der Schleimhaut entstehen bei Stauungscatarrhen des Mittelohrs.

Catarrhalische Entzündung ist characterisirt durch Hyperämie, Schwellung und Exsudation. Obwohl in den meisten Fällen gemischte Exsudate vorkommen, so ist es auf Grund anatomischer Beobachtung doch gerechtfertigt zu unterscheiden zwischen: 1) serösem Catarrh, 2) schleimigem Catarrh, 3) eitrigem Catarrh.

Diese 3 Formen kommen völlig rein und scharf gesondert in der Paukenhöhle vor. Die viel häufigeren Uebergangsformen mit besonderen Namen je nach dem Character der Exsudation zu trennen würde kaum ausführbar und practisch werthlos sein. Man würde dahin geführt werden eine Unzahl von Unterabtheilungen machen zu müssen (serös-schleimig, serös-hämorrhagisch, schleimig-eitrig, schleimig-hämorrhagisch etc.).

Die noch vielfach gebräuchliche Eintheilung in catarrhalische und purulente Otitis media, die übrigens schon bei älteren Autoren beliebt war[**]), ist nicht haltbar, weil die erste Form in die zweite übergehen kann, und überhaupt zwischen beiden keine feste Grenze

---

[*]) Ein Fall von Haematotympanum ohne Verletzung des Trommelfells, des Gehörganges und der Pars petrosa nach Todtschlag mit der Axt ist schon bei Casper, Handbuch der gerichtlichen Medicin. Thanatolog. Theil. S. 209. Fall 66 angeführt.
[**]) Schlegtendal, De otitide. Diss. inaug. Halle. 1821.

existirt. Auch die Perforation des Trommelfells bildet kein zuverlässiges Unterscheidungsmerkmal. Die hochgradigste catarrhalische Schwellung der Paukenschleimhaut ist einer vollständigen Rückbildung fähig, so dass sie ihre spinnwebenartige Dünnheit wieder erlangt und sich genau den Knochenwänden und dem Inhalt der Höhle wieder anpasst. Die zellige Infiltration des subepithelialen Bindegewebes verschwindet durch fettige Entartung und Zerfall, vielleicht zum Theil durch Aufnahme in die Lymphgefässe. Dazu sind Wochen erforderlich. In vielen Fällen bleibt aber die Rückbildung eine unvollständige und es bleiben faltige Erhebungen, Duplicaturen der Schleimhaut zurück in Gestalt von Pseudomembranen oder Synechien, durch welche einzelne Theile in abnormer Verbindung erhalten werden oder die Höhle für die Dauer in ihrer Ausdehnung und Form beeinträchtigt wird.

a) Der seröse Catarrh*) (Otitis media serosa, entzündlicher Hydrops der Paukenhöhle) ist die seltenere Form und darf nicht zusammengeworfen werden mit der viel häufigeren einfachen Transsudation (Hydrops ex vacuo) in Folge von Tubenabschluss. Bei der acuten Form erscheint das Trommelfell anfangs durch feine capilläre Injection der Cutisschicht geröthet, die Paukenschleimhaut überall, auch auf dem Ueberzuge der Gehörknöchelchen fein dendritisch injicirt und die Höhle zum Theil, selten ganz erfüllt von klarer, gelblich-seröser Flüssigkeit, die durch geringe Blutbeimengungen auch gelb-röthlich (serös-hämorrhagisch) beschaffen sein kann. Wenn eine geringe Schwellung der Schleimhaut dabei ist, so handelt es sich um eine wässrige Infiltration (Oedem) der subepithelialen Bindegewebsschicht. Die Tuba Eust. kann dabei ihre normale Durchgängigkeit behalten.

Wenn das Trommelfell nicht durch ältere Trübungen undurchscheinend geworden ist, so sieht man am Lebenden und auch an der Leiche die Begrenzungslinie des serösen Exsudates und deren Locomotionen bei veränderter Stellung der Paukenhöhle, zuweilen auch Luftblasen deutlich hindurch.

Bei der chronischen Form des serösen Catarrhs fehlt jede Hyperämie und es kommt gern zu Wucherungsprocessen

---

*) Schwartze, Paracentese des Trommelfells. Halle, 1868. Politzer, A. f. O. III. 328. Zaufal, A. f. O. V. S. 38. Wendt, Archiv für Heilkunde von E. Wagner. XIII. S. 158—161.

der Scheimhaut, durch welche die Gehörknöchelchen eingebettet werden können, oder zur Neubildung von Membranen und Strängen (Synechien).

Vorwiegend häufig wird der seröse Catarrh im reiferen Alter bei sonst gesunden Individuen gefunden, aber auch bei Syphilis, Herzkrankheiten, Pneumonie, Pleurit. Exsudat, Morbus Brightii, Nasenrachencatarrh und, wie es scheint, von Störungen der vasomotorischen Innervation abhängig.

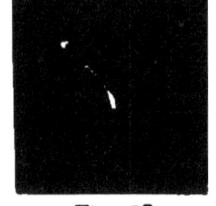

Fig. 57.

b) Der schleimige Catarrh*), (Otitis media catarrhalis). Die acute Form zeigt eine gleichmässige Hyperämie verschiedenen Grades, zuweilen mit Hämorrhagien in der subepithelialen Bindegewebsschicht und Schwellung der Schleimhaut. Letztere kann die ganze Auskleidung gleichmässig betreffen oder tritt an einzelnen Stellen besonders hochgradig hervor (Tegmen, Promontorium). Ursache der letzteren ist neben Gefässerweiterung und Hämorrhagien seröse und zellige Infiltration der laxen Bindegewebsschicht unter dem Epithel. Durch erstere werden die Bindegewebsfasern netzartig auseinander gedrängt, durch letztere eine Einlagerung von massenhaften Lymphkörperchen ähnlichen Zellen zwischen dieselben herbeigeführt.

Alle diese Veränderungen sind zunächst beschränkt auf die subepitheliale Bindegewebsschicht. Der Epithelialüberzug bleibt partiell erhalten. Die Höhle ist ganz oder zum Theil erfüllt von zähem, fadenziehendem Schleim, dem nur wenig zellige Elemente (Epithelien, Schleim- oder Eiterkörperchen, rothe Blutzellen, Körnchenzellen und Körnchenhaufen), beigemengt sind, in der Leiche nicht selten Krystalle (Tripelphosphatkrystalle u. A.). Gruber (Lehrbuch S. 436) erwähnt, auch Becherzellen im Exsudat beim schleimigen Catarrh des Mittelohrs gefunden zu haben.

Die Consistenz des Schleimes kann von derartiger gallertartiger Zähigkeit sein, dass man einer förmlichen Präparation

---

Fig. 57. Seröses Exsudat im Cavum tymp., mit fast horizontaler Begrenzungslinie durch das Trommelfell hindurchscheinend.

*) Otto, Seltene Beobachtungen zur Anatomie etc. I. Heft. Breslau, 1816. S. 111. Duverney, Traité de l'organe de l'ouie. Paris, 1683. Part. III. S. 184. Ulrich, Ueber den Catarrh des mittleren Ohres. (Oesterreich. Jahrbücher. 1847. Oct. Nov. u. Dec.). Lehrbücher von Rau, v. Tröltsch, Gruber u. s. w. In histologischer Beziehung am wichtigsten die Arbeiten von Wendt in Wagner's Archiv.

mit Pincette und Messer bedarf, um die Wände und die Gehörknöchelchen frei zu bekommen. Er ist entweder glasartig durchsichtig oder trüb (weiss, grau, blutig). Ist nicht die ganze Höhle von Schleim erfüllt, so haftet er vorzugsweise am Boden und an den Nischen der Labyrinthfenster, unter dem Tegmen, an und über dem Hammer-Ambossgelenk, an der Innenfläche des Trommelfells. Im letzteren Falle kann man die bogenförmigen Begrenzungslinien des Exsudates von aussen durch das Trommelfell durchscheinen sehen.

Die Quelle dieser Schleimanhäufung ist in einer Hypersecretion der in der Paukenschleimhaut befindlichen Schleimdrüsen (traubenförmige und schlauchförmige), die vergrössert und in ihren Ausführungsgängen cystös erweitert gefunden werden*) und wahrscheinlich auch der gesammten Schleimhaut zu suchen.

Die chronische Form führt zu Verdickung der Schleimhaut. Dieselbe gewinnt ein dunkleres bläulich-graues oder weissgraues Ansehen und erscheint derber, schwer zerreisslich, stärker vascularisirt, mit Varicositäten der Gefässe. Zuweilen bilden sich auf der Oberfläche zottenartige Verlängerungen, hügelartige Erhebungen. Lucae**) fand „papilläre kleine Excrescenzen in grösserer Anzahl, von denen jede im Centrum eine Schleimdrüse enthielt." Die Verdickung kann sich auf einzelne Stellen beschränken (Mucosa des Trommelfells, Hammer-Ambossgelenk, Labyrinthfenster) oder ist gleichmässig verbreitet und kann bis zur Ausfüllung der Höhle vorkommen (Obliteration). Das Trommelfell erscheint dabei ebenfalls verdickt, lederartig, bei Berührung wenig nachgiebig.

In Bezug auf den klinischen Verlauf ist der schleimige Catarrh, ebenso wie der seröse Catarrh dadurch unterschieden von dem eitrigen Catarrh, dass er nicht zu ulcerativen Defecten des Trommelfells zu führen pflegt. Vorübergehend kommt es freilich auch zu kleinen Einrissen der entzündlich erweichten Membran, die aber, nach Entleerung von etwas Schleim aus der Paukenhöhle, wieder schnell verkleben und verheilen, ohne Einfluss auf den weiteren Verlauf der Krankheit. Wo ein ulcerativer Defect zu Stande kommt, handelt es sich nicht mehr um den

---
*) Die von C. Krause der normalen Paukenschleimhaut zugeschriebenen rundlichen Drüsenbälge sind als pathologische Erweiterungen der normal schlauchförmigen Drüsen zu deuten.
**) Virchow's Archiv. XXIX. S. 7.

einfachen schleimigen Catarrh, sondern um eine Mischform mit dem eitrigen Catarrh.

Von besonders nachtheiligem Einfluss auf die Schallleitung sind erhebliche Verdickungen durch Bindegewebsneubildung an den Labyrinthfenstern und um das Hammer-Ambossgelenk. Die Nische des runden Fensters kann vollständig verstopft werden, die Gehörknöchelchen können vollständig eingebettet sein in die gewucherte Schleimhaut, so dass es einer Präparation bedarf, um sie sichtbar zu machen.

Der acute schleimige Catarrh ohne Perforation des Trommelfells kann in sehr seltenen Fällen unerwartet schnell unter Sopor und Convulsionen zum Tode führen durch Meningitis (2 eigene Beobachtungen, 2 Fälle von Wendt[*]). In dem einen Falle von Wendt zeigte sich bei der Section eine über die ganze Hirnoberfläche verbreitete Meningitis mit massenhaftem festen Exsudate.

c) Der eitrige Catarrh. (Otitis media purulenta.) Führt gewöhnlich zum Durchbruch, Ulceration und Substanzverlust im Trommelfell, und Abfluss des Eiters nach aussen.

Eine Ausnahme von dieser Regel bilden nur die bei Neugeborenen und Säuglingen vorkommenden Formen und Fälle mit Verdickung des Trommelfells.[**])

Ein Abfluss des Eiters nach dem Schlunde durch die Tuba Eust. ist ungewöhnlich.

Die acute Form entsteht sehr häufig bei acuten Exanthemen, Typhus, Lungen-Tuberculose, Scrofulose.

Das Exsudat ist rein eitrig, von gelber oder gelbgrüner Farbe und Rahmconsistenz, oder enthält neben dichtgedrängten Eiterzellen, Körnchenzellen und Körnchenhaufen, spärlichen Epithelien und Detritus, Beimengungen von Schleim oder Blut (schleimig-eitriger Catarrh). Unter dem eitrigem Belag zeigt

---

[*]) Archiv für Heilkunde von Wagner. XI. Fall 12 u. 13.
[**]) Literatur über Otitis int. purulenta infantum: Du Verney, Tractatus de organo auditus. Nürnberg, 1684. S. 36. Koppen, Diss. inaug. 1857. Marburg.- v. Tröltsch, Verhandlungen der physikal. Gesellschaft in Würzburg. IX. 1859. Vergl. auch Lehrbuch. 6. Aufl. S. 404. Schwartze, A. f. O. I. S. 202—205. 1864. Wreden, M. f. O. 1868. No. 7 u. f. Brunner, Beiträge zur Anatomie des mittleren Ohres. Leipzig, 1870. S. 31. Zaufal, Sectionen des Gehörorgans von Neugeborenen und Säuglingen. Oesterr. Jahrb. f. Pädiatrik. 1870. I. S. 118 u. f. Wendt, Ueber das Verhalten der Paukenhöhle beim Fötus und Neugeborenen. Arch. der Heilkunde. XIV. 1873. Kutscharianz, A. f. O. X. S. 118—127. 1874. Ed. Hofmann, vgl. A. f. O. XI. S. 81. 1875.

sich die Schleimhaut lebhaft roth, ihres Epithels beraubt, mehr oder minder geschwollen, so dass dieselbe eine Dicke von 1 bis 2 Mm. und darüber erreichen kann. Die stärkste Schwellung pflegt unter dem Tegmen und am Promontorium zu sein.

Ursache der Schwellung ist Gefässerweiterung, zellige und seröse Infiltration des bindegewebigen Stroma, zuweilen hämorrhagische Infiltration.

In chronischen Fällen kommt es zu hyperplastischen Vorgängen in der Schleimhaut, zur Bildung von Knötchen, Zotten, papillenartiger Wulstung, buckelartigen Anschwellungen oder polypösen Geschwülsten. Nur selten führt die Hyperplasie der Schleimhaut zur völligen Ausfüllung der Höhle. Die Granula an der Oberfläche der Mucosa (aus Lymphzellen bestehend) enthalten meist Gefässschlingen. In der mittleren Schicht der Mucosa findet sich dichte, aber nach der Tiefe hin abnehmende Rundzelleninfiltration. In der periostalen Bindegewebslage, die am seltensten betroffen wird, fand Politzer[*]) eine Erweiterung der Lymphgefässe und in deren Nähe microscopische Cysten von $1/_{20}-1/_4$ Mm., rund oder oval, mit bindegewebiger Hülle und zelligem Inhalt. Die letzteren deutet er als Abschnürungen im Lauf eines varicös erweiterten Lymphgefässes.

Der Ausgang in Ulceration ist relativ selten. Durch tiefe Substanzverluste in der Schleimhaut bei jauchig-eitrigen Entzündungen können jedoch cariöse Pocesse an den Gehörknöchelchen oder den Paukenwänden entstehen. Wo der Eiter längere Zeit stagnirte findet man neben verfetteten Eiterzellen und fettigem Detritus Cholestearin, besonders gern unter dem Tegmen tympani, wo dasselbe in grösseren, zusammenhängenden Lagen gefunden wird, zuweilen gemischt mit Epidermiszellen in weisslichen, lamellösen Schwarten von $1/_2$ Mm. Dicke und mehr. Durch Stagnation, Eintrocknung und Verkäsung von Eitermengen im Antrum mastoideum kann zu tödtlichen Resorptions- und Infectionskrankheiten Veranlassung gegeben werden (acute Miliartuberculose, tuberculöse Selbstinfection).

Bei der chronischen Paukenhöhleneiterung findet sich der Ueberzug der Dura mater des Tegmen tympani häufig erkrankt. Er ist entweder entzündlich verdickt und abnorm adhärent, oder abgelöst, zuweilen mit kleinen Eiterheerden durchsetzt.

---
[*]) A. f. O. XI.

Nach der Heilung chronischer Eiterung der Paukenhöhle mit persistenter Perforation sieht man nicht selten, dass der Epidermisüberzug des Gehörgangs sich in die Paukenhöhle fortsetzt, zuweilen bis in die Knochenzellen des Warzenfortsatzes. Diese dermoide Umwandlung der allen Schädlichkeiten blosliegenden Paukenschleimhaut giebt den sichersten Schutz gegen Recidive der Eiterung und ist insofern äusserst erwünscht in allen Fällen, wo der Defect des Trommelfells so beschaffen ist, dass auf seinen Verschluss durch Narbenbildung nicht mehr zu rechnen ist.

Als seltener Ausgang chronischer Paukenhöhleneiterung ist die partielle Verkalkung der Schleimhaut zu nennen, welche alle Schichten derselben betrifft und über das Niveau der Umgebung prominiren kann. Bei günstig gelegenen Defecten des Trommelfells kann man solche Verkalkungen der Schleimhaut am Promontorium auch am Lebenden erkennen. Ueber dieselbe verlaufen zuweilen feine Gefässe, welche anzeigen, dass eine dünne Bindegewebsschicht über den verkalkten Stellen erhalten ist. — Eitrige Paukenhöhlen-Catarrhe können ohne äusserlich erkennbare Erkrankung des Knochens auch beim Erwachsenen lethal werden, seltener bei der acuten als bei der chronischen Form, durch eitrige Meningitis[*]) oder Sinusphlebitis mit Pyämie[**]), selbst ohne Perforation des Trommelfells.[***]) Dies kommt meistens nur dann vor, wenn das Trommelfell durch früher vorhergegangene Entzündungsvorgänge an Dicke und Widerstandskraft zugenommen hat.

Croupöse und diphtheritische Entzündung. Das Vorkommen croupöser Paukenhöhlenentzündung war bisher unbekannt und ist erst ganz neuerdings durch Wendt constatirt worden. In den meisten Fällen findet sich bei Rachen- und Larynxcroup im Ohr nur collaterale Hyperämie oder Catarrh (schleimiger oder eitriger). Wendt fand in mehreren Fällen eine feste Croupmembran an der papillenartig gewulsteten, stark zellig infiltrirten und hyperämischen Schleimhaut, (Archiv für Heilkunde. XIII. S. 157.) auch auf dem Ueberzuge der Gehörknöchelchen.[†])

---
[*]) Schwartze, A. f. O. I. S. 200, IV. S. 235. Fall 1.
[**]) Gruber, Wiener Wochenblatt. 1862. 24, 25.
[***]) S. v. Tröltsch, Anatomie des Ohres. S. 70. Schwartze, A. f. O. I. S. 200, II. S. 287, IV. S. 235. Mayer, ibid. I. S. 226. Pagenstecher, Arch. f. klin. Chir. IV. S. 531.
[†]) Abbildung im Atlas der patholog. Histologie von A. Thierfelder. I. Lieferung. Taf. I. Fig. 5—7.

Bei diphtheritischer Entzündung der Nasen- und Rachenschleimhaut fanden Schwartze*) und Wendt**) im Mittelohr nur eitrigen und jauchigen Catarrh; Wreden***) dagegen berichtet, in St. Petersburg eine diphtheritische Mittelohrentzündung im Verlaufe von Scharlach (mit Nasen- und Rachendiphtheritis) bei Kindern von 4—15 Jahren häufiger an Lebenden beobachtet zu haben. Aus der anatomischen Darstellung in den bezüglichen 2 Sectionsbefunden Wreden's ist jedoch, wie schon Wendt hervorgehoben hat (l. c. S. 259) nicht mit Sicherheit ersichtlich, dass thatsächlich ein Uebergreifen des diphtheritischen Processes vom Nasenrachenraum auf die Schleimhaut des Mittelohres stattgefunden hat.

Küppert) fand neben Diphtheritis des Rachens croupöse Entzündung in Tuba und Paukenhöhle.

Käsige Entzündung der Paukenschleimhaut kommt fast ausschliesslich bei chronischer Tuberculose††) mit gleichzeitiger Miliartuberculose vor (vielleicht bei congenitaler Syphilis), nie ohne Defect des Trommelfells. Das mit desquamirten Epithelien vermischte eitrige Exsudat wird durch Verlust seiner Flüssigkeit nach Resorption des Serum zu einer graugelben oder gelbweissen, meist fest im Gewebe der gewucherten Schleimhaut eingebetteten und dieselbe durchsetzenden Masse (verfettete Eiterzellen und Detritus). Es folgt schnell Geschwürsbildung mit Zerfall der Schleimhaut, mit scheinbarer polypöser Entartung derselben, und zuweilen cariöse Zerstörung der anliegenden Knochenstelle.

Darf nicht zusammengeworfen werden mit der Eindickung oder käsigen Metamorphose des Eiters, die in der Paukenhöhle und deren Nebenhöhlen (Antrum mastoideum) ausserordentlich häufig vorkommt.

Adhäsive Entzündung und Sclerose. Die Paukenschleimhaut theilt mit den serösen Häuten die grosse Neigung zu adhäsiver Entzündung†††) mit Neubildung gefässhaltigen Bindegewebes

---
*) A. f. O. I. S. 203.
**) Arch. f. Heilkunde. XI. S. 260.
***) M. f. O. 1868. No. 10.
†) A. f. O. XI. S. 20.
††) Joseph Hamernjk. Ueber Taubheit und halbseitige Gesichtslähmung im Verlaufe der Tuberculose. 1844. Zeitschr. d. Wiener Aerzte. Sept.
†††) Morgagni, De sedibus et causis morborum. l. epist. XIV. § 15. Toynbee, Diseases of the ear. 1860. S. 272—275. v. Tröltsch, Lehrbuch. Politzer, Beleuchtungsbilder etc. S. 109. Gruber, Lehrbuch. S. 438 u. 557. Wendt, Arch. f. Heilkunde von Wagner. XV. S. 98. Zaufal, A. f. O. V. S. 38.

in Gestalt von Membranen, Bändern, Strängen oder Fäden. Jede Form der catarrhalischen Entzündung (seröse, schleimige oder eitrige) kann zu diesem Ausgange führen, vorwiegend häufig, wie es scheint, die mit serösem Exsudat. Es handelt sich also streng genommen nicht um eine besondere Form der Entzündung der Paukenhöhle, sondern um ein Entzündungsglied. Ueber die grosse Häufigkeit solcher Verwachsungsbänder innerhalb der Paukenhöhle stimmen die Angaben aller Untersucher überein. Auch den älteren Aerzten war ihr Vorkommen nicht unbekannt geblieben (Morgagni). Toynbee fand sie in 1013 kranken Gehörorganen 202 mal d. h. in 20 pCt. Von der directen Verwachsung des Trommelfells mit der medialen Paukenhöhlenwand (Promontorium), mit langem Ambossschenkel und Steigbügel ist schon oben unter Trommelfell (S. 58) die Rede gewesen. Sie wird dadurch vermittelt, dass der Epithelialüberzug der an einander liegenden geschwollenen Schleimhautflächen durch Druck zerstört wird (Druckusur) und dass dann das Schleimhautgewebe in ein gefässreiches Granulationsgewebe verwandelt wird, welches in Bindegewebe übergeht, das der gewöhnlichen Narbencontraction unterliegt. Die Verwachsung der Schleimhautflächen kann aber auch direct durch Proliferationsvorgänge an den sich berührenden zapfenförmigen und baumförmig verästelten Vorsprüngen derselben erfolgen und dann kommt es zu den unter Trommelfell S. 63 gedachten scheinbaren Cystenbildungen. Diese Hohlräume sind nichts weiter als Lücken, welche zwischen den verwachsenen Vorsprüngen beider Schleimhautflächen übrig geblieben sind (Wendt). Individuell enge Paukenhöhlen sind besonders disponirt zu solchen Adhäsivprocessen, und bei normaler Geräumigkeit diejenigen Stellen, welche den geringsten Abstand von einander haben (v. Tröltsch). Abschluss der Tuba ist wegen consecutiver Annäherung des Trommelfells an die Labyrinthwand begünstigend, ebenso Impression des Trommelfells von aussen durch einen aufliegenden Ceruminalpfropf.

Noch viel häufiger als directe Verwachsung mit Aufhebung des Lumens der Paukenhöhle ist das Vorkommen der genannten pseudomembranösen Wucherungen (Verwachsungsbänder). Dieselben kommen in verschiedener Gestalt nebeneinander in demselben Ohr vor und können so zahlreich vorhanden sein, dass die ganze Höhle von einem unregelmässigen Netzwerk erfüllt erscheint. Sie sind so häufig, dass sie fast in jedem fünften Ohr gefunden werden (Wendt). Im frischeren Zustande erscheinen sie von röthlicher oder grauröthlicher Farbe, sulzig und succulent (serös infiltrirt), im älteren weissgrau oder weiss und derb. Eine Verwechslung mit einfachen Schleimfäden, die sich häufig in ähnlicher Gestalt vorfinden, ist nur bei ganz oberflächlicher Besichtigung denkbar. Die Pseudomembranen zeigen schon microscopisch Lücken, die strangförmigen Synechien nur microscopisch. Der Sitz ist äusserst mannigfach. Es können die Gehörknöchelchen unter einander, oder mit den Wänden der Paukenhöhle dadurch verbunden sein; das Trommelfell mit der medialen Paukenhöhlenwand, Steigbügel oder langem Ambossschenkel, die Sehne des M. tensor tympani mit dem Tegmen oder den Gehörknöchelchen, sehr häufig die Schenkel des Steigbügels mit den Wänden des ovalen Fensters. Es kann aber auch das runde Fenster und das Ostium tympanicum tubae damit überzogen oder brückenartig durchsetzt sein, theilweisen oder gänzlichen Abschluss bewirkend.

Fast immer betheiligt bei grösserer Ausdehnung solcher Adhäsivprocesse erscheint die Sehne des Tensor tympani. Durch grössere Membranen können abgetrennte Räume in der Paukenhöhle gebildet werden.

Nur solchen Verwachsungsbändern kann ein störender Einfluss auf die Schallleitung des Paukenhöhlenapparates zugeschrieben werden, die straff gespannt und rigide sind, die also einzelne Theile desselben fixiren oder belasten und ausserdem an Stellen sitzen, die durch acustische Dignität ausgezeichnet sind.

An den Gehörknöchelchen z. B. werden straffe Synechien des Steigbügels viel störender sein als solche am Amboss oder Hammer, wegen der grösseren Kleinheit der normalen Schwingungen. Schon kleine Synechien am Steigbügel genügen, um das Gehör ebenso herabzusetzen wie ausgedehnte Membranen zwischen Trommelfell und Labyrinthwand.

Viele dieser membranösen Verbindungsbrücken verdanken ihre Entstehung nicht pathologischen Vorgängen, sondern sind als Residuen des beim Fötus und Neugeborenen die Trommelhöhle ausfüllenden Schleimgewebes zu betrachten, also eine Folge unvollständiger Rückbildung oder eine Art von Hemmungsbildung.*) Dahin sind zu rechnen die inconstanten Schleimhautduplicaturen zwischen langem Ambossschenkel und Hammergriff resp. innerer Paukenwand, und zwischen Sehne des Tensor tympani und Tegmen.

Die pathologischen Verwachsungsbänder entstehen 1) durch Berührung und Verwachsung von Theilen der Schleimhaut bei Schwellungs- und Proliferationszuständen; 2) durch Granulationsbildung bei Eiterungsprocessen. (Geschwürsbildung der Schleimhaut oder des Knochens.) Erfolgte im ersteren Falle die Verwachsung an einer oder vielen punktförmigen Stellen, so entstehen bei späterer Rückbildung der geschwollenen Schleimhaut durch Ausziehung und Schrumpfung der mit einander verwachsenen zapfenförmigen Protuberanzen strang- oder fadenförmige Synechien. War es zu Flächenverwachsung gekommen, so entstehen Membranen. In beiden Fällen handelt es sich um einfache von cubischem Epithel bis Plattenepithel bedeckte Duplicaturen der Schleimhaut, die an zelligen Elementen und Gefässen arm sind, ausschliesslich aus Bindegewebe mit elastischen Fasern bestehen. In dem Bindegewebe lässt sich unterscheiden eine dünne Hülle von laxem, weitmaschig gefügtem Gewebe, in welcher das feinere meist spärliche Capillarnetz ausgebreitet ist (subepitheliale Schicht der Schleimhaut), und von derselben umgeben eingebettet Bündel von parallel angeordneten, derberen, straffen Fasern in Form eines Balkenwerks, welche die gröberen Capillaren und die wenigen kleinsten Arterien und Venen in sich einschliessen (periostale Schicht der Schleimhaut). Aus Membranen können nachträglich durch Atrophie und mechanische Insulte bei Luftdruckschwankungen (Niesen, Schnäuzen u. s. w.) wieder Fäden entstehen. Auf gleiche Ursache sind auch die in Membranen häufig vorkommenden Löcher zurückzuführen.

Die durch Verwachsung wahrer Granulationen entstandenen Stränge sind im frischen Zustande neben der Beschaffenheit ihres Gewebes an dem Mangel des Epithelialüberzuges zu unterscheiden.

Bei fertigen ausgebildeten Membranen und Strängen älteren Datums lässt sich nachträglich weder durch die histologische Untersuchung noch durch ihren Sitz unterscheiden, ob sie fötalen Ursprungs oder ob sie nach einer pathologischen Schwellung

---

*) Hinton, Guys hospital reports. 1863. Vol. IX. p. 264—268. Politzer, Beleuchtungsbilder. 1865. S. 109.

zurückgeblieben ist. Die letztere kann, ohne anatomische Veränderungen zu hinterlassen, vollständig wieder verschwunden sein und kann jedenfalls ihr Fehlen nicht als Beweis ihrer fötalen Entstehung gelten. Wenn hochgradige Atrophie der Stränge etc. Platz gegriffen hat, so ist mit Bestimmtheit zu sagen, dass dieselben von einer vor langer Zeit überstandenen Schwellung, gewiss oft von der fötalen Schwellung herstammen (Wendt).

Die neugebildeten Verwachsungsbänder betheiligen sich auch nach längerem Bestand in activer Weise bei neuen Erkrankungen des Ohres (Hyperämien, interstitielle Extravasate) und unterliegen weiteren Veränderungen regressiver und progressiver Art. Ausser der eben genannten Atrophie unterliegen sie der Einlagerung von Fett in die Zellen des bindegewebigen Stroma, der Sclerose, der narbigen Schrumpfung, der Verkalkung, der Verknöcherung. Durch die letzteren können ihre physikalischen Eigenschaften in einer für die Schallleitung störenden Weise verändert werden.

1. Die Atrophie kann theilweisen (Löcher) oder vollständigen Schwund der Neubildungen herbeiführen, vielleicht unter Begünstigung positiver Luftdruckschwankungen (spontan beim Schnäuzen, Niesen u. s. w. oder unter dem Einfluss der Luftdusche).

2. Sclerose. Die Bindegewebsfasern gewinnen eine straffe, parallele Anordnung, sind anscheinend dicker geworden und erscheinen starr, brüchig, stark lichtbrechend. Hier und da lassen sie längliche Spalten zwischen sich, welche mit feinkörnigem Inhalt gefüllt sind, der durch Zusatz von Säuren wenig verändert wird. Die Spalten weisen spärliche wandständige Zellen auf. Die Fasern gewinnen eine Aehnlichkeit mit den Balken der Lamina propria des Trommelfells.

3. Narbige Schrumpfung zeigt dichtgedrängte straffe Fibrillen, im Allgemeinen parallel, aber auch gleichzeitig durcheinander geflochten und verfilzt. Das Gewebe wird sehr fest, lässt sich schwer zerzupfen. Die Brüchigkeit und stärkere Lichtbrechung der sclerotischen Fasern fehlt. Die fixen Zellen sind reichlicher als bei Sclerose. Narbige Verdichtung findet sich nicht allein in Strängen, die aus Granulationen hervorgegangen sind, sondern auch bei den gewöhnlichen Duplicaturen.

4. Verkalkungen, gewöhnlich nur in der inneren Zone

des Bindegewebes, entsprechend der periostalen Schicht der Schleimhaut. Der Kalk findet sich moleculär eingestreut zwischen den Fibrillen oder Fibrillenbündeln, in spaltförmigen Lücken, die davon ganz erfüllt sein können, zuweilen in scheinbar spindelartiger Anordnung.

5. **Verknöcherung** innerhalb verkalkter Membranen, in einzelnen Inseln oder grösseren Lamellen. Knochenkörperchen mit Ausläufern in homogener harter glänzender Grundsubstanz, die nach Salzsäurezusatz keine Streifung zeigt.

Die **Sclerose** der Paukenschleimhaut (Induration, trockner Catarrh, Rigidität der Paukenschleimhaut Toynbee, chronische Periostitis der Paukenhöhle) ist ein klinischer Begriff der Ohrenärzte, der nur zum Theil der histologischen Bedeutung dieser Bezeichnung entspricht. v. Tröltsch, welcher zuerst diese Bezeichnung in die ohrenärztliche Terminologie eingeführt hat, wollte damit nur das gröbere Aussehn und die macroscopische Beschaffenheit der Schleimhaut bezeichnen, die dichter, starrer, unelastischer erscheint, als im normalen Zustande. Eine Folge dieser Veränderung ist Rigidität der Gelenkverbindungen der Gehörknöchelchen und vermehrter Widerstand bei der Schallleitung im Paukenhöhlenapparate. Der häufigste Ausgang ist Ankylose des Steigbügels.

Die histologischen Veränderungen, welche der sogenannten Sclerose zu Grunde liegen, sind mannigfacher Art. Nur in einem kleineren Theil der Fälle handelt es sich thatsächlich um **Bindegewebssclerose** der tiefen periostalen Bindegewebsschicht der Schleimhaut neben zelliger Infiltration der subepithelialen Schicht. Dabei zeigt sich das sonst fibrilläre Bindegewebe der tiefen Schicht in sehnenartigen Bündeln angeordnet, ähnlich den Balken der Substantia propria des Trommelfells; anscheinend homogen, brüchig, stark lichtbrechend, von parallelem, mitunter leicht welligem Verlauf, spaltförmige Räume zwischen sich lassend, welche spärliche wandständige Zellen und zuweilen einen feinkörnigen oder krümligen Inhalt aufweisen (Wendt). Dabei sind Gefässe immer nur spärlich vorhanden und kann das Epithel und das subepitheliale Bindegewebe ganz normal bleiben, oder das letztere erfährt ebenfalls eine Verdichtung.

Viel häufiger findet sich diese tiefe Schicht mit Kalksalzen feinkörnig reichlich imprägnirt unter Freibleiben spindelförmiger

Lücken, oder mit inselförmigen Knochenneubildungen (ossificirende Periostitis). In noch anderen Fällen handelt es sich nach von Tröltsch um narbige Schrumpfung, Verdichtung eines früher aufgelockerten, infiltrirten und hyperämischen Gewebes. Als Folgezustand der Sclerose sind als Veränderungen der Membran des runden Fensters Verdickungen, Kalkeinlagerungen und Einlagerungen von grossen kugligen Zellen in ihrer bindegewebigen Grundlage (Wendt) anzuführen.

Alle diese Veränderungen sind als secundäre Folgezustände chronischer Entzündung anzusehen, gleichviel ob dieselbe mit seröser, schleimiger oder eitriger Exsudation verlief, oder mit einer solchen gegenwärtig noch combinirt auftritt. Nur wenn wir diesen Gesichtspunkt festhalten, hat die zunächst aus dem klinischen Bedürfniss entsprungene Bezeichnung der „Sclerose" fernerhin eine Berechtigung.

Ob es in der That Fälle von circumscripter Sclerose der Paukenschleimhaut giebt, die auf einzelne Theile derselben völlig beschränkt bleibt, z. B. auf die Labyrinthfenster und hier zur Ankylose des Steigbügels führt, bleibt histologisch zu untersuchen. Nach dem macroscopischen Befunde scheint es zweifellos zu sein. Es fragt sich nur, ob in solchen Fällen nicht doch eine verbreitete Erkrankung der Schleimhaut resp. der periostalen Schicht derselben zu Grunde liegt, welche eben nur an einzelnen Stellen gröbere, macroscopisch erkennbare Veränderungen herbeigeführt hat.

Caries der Paukenhöhle. Eitrige Catarrhe der Paukenhöhle führen zu Ulceration der mucös-periostalen Auskleidung, dadurch wird der Knochen blosgelegt und sehr bald auch von der Verschwärung ergriffen. Sehr oft kommt in dieser Weise ganz circumscripte Caries in der Paukenhöhle zu Stande, neben anderen Stellen (Tegmen, Labyrinthwand) z. B. ganz besonders gern an der dünnen Knochenlamelle, welche die Höhle für den Hammerkopf von dem äusseren Gehörgange trennt. Ich sah indessen auch ohne Ulceration der Schleimhaut an der Labyrinthwand circumscripte Caries bei gleichmässiger Verdickung der Auskleidungsmembran. Nur ausnahmsweise findet sich cariöse Anätzung der Paukenwände und der Gehörknöchelchen bei imperforirtem Trommelfell. Liegt die cariöse Stelle an der Labyrinthwand, so kann man sie durch den Trommelfelldefect hindurch oft erkennen an der Entfärbung (strohgelb), Rauhigkeit und dem unregelmässigen Schleimhautdefect.

Durch Eröffnung des Canal. Fallop. kann es zu Facialislähmung kommen durch Druck des Exsudates auf den Nervenstamm oder Neuritis.*) Doch ist auch in solchen Fällen, wo die Section die cariöse Zerstörung des Canals zeigte, die Facialislähmung bei Lebzeiten vermisst worden (Gruber).

Beide Labyrinthfenster können durch Caries zu einer einzigen grossen Oeffnung in der Labyrinthwand zusammenschmelzen. Bei noch hochgradigerer Zerstörung kann die Pauken- und Labyrinthhöhle eine gemeinschaftliche Höhle darstellen, die mit der hinteren Schädelgrube communicirt.

Nach Ausheilung der Caries der Paukenhöhle kann sich die Perforation des Trommelfells durch Narbenbildung schliessen, gewöhnlich bleibt aber eine Hörstörung zurück, deren Ursache in adhäsiver Entzündung innerhalb der Höhle liegen kann; zahlreiche narbige Stränge können die Gehörknöchelchen unter einander und mit dem Trommelfell und den Paukenwänden fixiren.

Pathologische Veränderungen der Gehörknöchelchen und ihrer Verbindungen. Cariöse Zerstörungen an den Gehörknöchelchen**) sind häufig und kommen in jedem Lebensalter vor. Es können Defecte einzelner Theile der Knöchelchen entstehen oder sie lösen sich völlig aus ihren Verbindungen, verändern ihre natürliche Lage, gehen neue abnorme Verbindungen ein oder werden ganz ausgestossen. Die häufigste Ursache liegt in acuten Eiterungsprocessen der die Knöchelchen überziehenden Schleimhaut beim Scharlach und Typhus, oder in chronischen Eiterungen bei Scrofulosis und Tuberculosis. Auch das Vorkommen primärer Ostitis der Gehörknöchelchen ist nicht zu bezweifeln.***)

Am Hammer findet sich bei ausgedehnten Substanzverlusten des Trommelfells (s. S. 60, Fig. 40) häufig ein Defect am unteren Ende des Manubrium.†)

---

*) Tillmanns, Ueber Facialislähmung bei Ohrkrankheiten. Diss. inaug. Halle, 1869.
**) Schwartze, Sitzungsprotocoll der Section für Ohrenheilkunde auf der Naturforscher-Versammlung in Wiesbaden. 1873. A. f. O. VIII. S. 226.
***) Vgl. v. Tröltsch, A. f. O. VI. S. 55.
†) Cariöse Defecte in der Mitte des Hammergriffs, wodurch derselbe in 2 Stücke getrennt wird, kommen höchst selten zu Stande. Wendt fand die getrennten Knochenenden in einem Falle durch einen weichen, rothen Gewebsstrang verbunden.

Auch isolirte Zerstörungsprocesse am Hammerkopf bei Erhaltung des Griffes sind nicht selten, und zwar ohne grösseren Defect im Trommelfell (s. Fig. 59). Circumscripte Granulationen am oberen Pole des Trommelfells in der Umgebung des Proc. brevis sind Verdacht erregend für solche isolirte Caries am Hammerkopf. Während das Manubrium im Trommelfell erhalten bleibt, kann das Caput durch Caries abgetrennt und ausgestossen werden (s. Fig. 58).

Am Amboss gehen die Fortsätze verloren, zunächst der lange, und das angefressene Corpus incudis fällt heraus aus seiner Verbindung mit dem Hammerkopf; seltener bleiben die Fortsätze erhalten und nur der Körper zeigt cariöse Anätzung. Zuweilen wird der Amboss auch bei imperforirtem Trommelfell aus seinen Verbindungen gelöst und durch Caries verzehrt. Am Steigbügel beschränken sich cariöse Zerstörungen meist auf den Kopf und seine Schenkel. Nicht selten gehen beide Schenkel verloren; aber die Fussplatte bleibt in der Regel erhalten und in ihrer Verbindung, bedeckt von einem hypertrophischen Schleimhautüberzuge oder von einer Bindegewebswucherung. Diese auffällige Resistenz der Stapesplatte gegen destructive Entzündungsprocesse der Paukenhöhle erklärt sich wahrscheinlich aus der theilweisen Ernährung derselben von den Labyrinthgefässen aus. Theilweise Zerstörung der Fussplatte fand ich bei einem an Miliartuberculose gestorbenen Kinde. Während Hammer und Amboss durch Eiterungsprocesse (Scharlach) häufiger bei Lebzeiten necrotisch ausgestossen werden, ist dies ausserordentlich selten mit dem Steigbügel der Fall. Bis zum Jahre 1873 hatte ich dies selbst nie beobachtet. Seitdem ist mir ein derartiger Fall aus der Beobachtung des Herrn Dr. Boeck in Magdeburg bekannt geworden und kurze Zeit darauf 2 Fälle in meinem eigenen Beobachtungskreise.

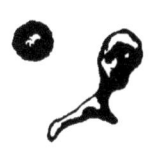

Fig. 58, 59.

Der Fall von Boeck aus dem Jahre 1867 ist auch aus anderen Gründen sehr bemerkenswerth und ich füge ihn deshalb hier bei.

Fig. 58. Cariöser Hammerkopf, beim Lebenden ausgestossen.
Fig. 59. Cariöse Excavation des Hammerkopfes.

Fabrikant Wittling, 45 Jahr alt, bisher gesund und von kräftiger Constitution, erkrankte im Sommer 1866 in Folge von Zugluft unter den gewöhnlichen Symptomen einer acuten Otitis media pur. sinistra. Verdacht eines Knochenleidens bestand nicht. Am 30. December plötzlich 2 epileptische Anfälle mit Pause von einer halben Stunde. Den zweiten Anfall beobachtete Dr. Boeck und schilderte ihn mit folgenden Worten: „Der Kranke blieb mitten in der Rede stocken, wiederholte das zuletzt gesprochene Wort erst langsam, dann immer schneller wohl 30—40 Mal, blickte starr und hob die rechte Hand in die Höhe, dann folgte Bewusstlosigkeit und ein regulärer epileptischer Anfall von 10—15 Minuten Dauer." Solche Anfälle kamen kurz danach noch 2 mal, dann nie wieder. Seit diesen Anfällen litt der Kranke andauernd an Schwindel und Unsicherheit des Ganges. Ohne geführt zu werden, konnte er nicht gehen. Bei sehr copiöser Otorrhoe bildeten sich im Gehörgang polypöse Granulationen, die nach der Entfernung bald nachwuchsen. Am 8. März 1867 wurde beim Ausspritzen des Gehörganges der völlig erhaltene Steigbügel entfernt. Mit der Lupe betrachtet, erscheint die Vestibularseite der Fussplatte etwas rauh. Der Kranke starb an galoppirender Lungenschwindsucht am 4. Mai 1867. Keine Section.

Am Hammer und Amboss hat v. Tröltsch*) Abflachungen durch Druckatrophie gefunden, wenn das Trommelfell stark retrahirt war und gegen die Labyrinthwand angedrückt war.

Erweichung der Gehörknöchelchen bei Osteomalacie hat Morand beschrieben (Citat bei Bonnafont. Seite 539).

Bei allgemeiner Osteosclerose des Schädels (Lues) finden sich auch die Gehörknöchelchen auffallend schwer und plump.

Bei penetrirenden Verletzungen des Ohres kommen Fracturen der Gehörknöchelchen vor, besonders am Hammergriff (s. Fig. 54).

Lockerung und Trennung der Gelenkverbindungen. Die Gelenkkapsel zwischen Amboss und Steigbügel kann derartig erschlaffen, dass eine Art von Subluxation zu Stande kommt. Bei starken Einziehungen des Trommelfells sieht man häufig das Capitulum stapedis mit seiner Delle am Trommelfell anliegend durchscheinen, so dass es den Anschein hat, als müsse der Steigbügel von seiner Verbindung mit dem Amboss ganz getrennt sein. Thatsächlich ist er aber nur seitlich verschoben in der stark gedehnten und erschlafften Gelenkkapsel. Diese Erschlaffung des Kapselbandes findet sich zuweilen besonders ausgesprochen bei Synostose des Stapes mit dem ovalen Fenster (Magnus).

Eine völlige Trennung der Gelenkverbindungen (Diastase der Gehörknöchelchen) entsteht am leichtesten zwischen Amboss

*) A. f. O. VIII. S. 230.

der Gehörknöchelchen (Verkalkung, Verknöcherung) Veranlassung zu Rigidität und Synostose geben, bleibt zu untersuchen. Nur ausnahmsweise finden wir Ankylose des Steigbügels ohne gröbere pathologische Veränderung der ganzen Auskleidung der Paukenhöhle. In der Regel zeigen sich danebenHyperämie, Verdickung oder Synechien, und im Trommelfell weissliche Trübung.

Nach längerem Bestande völliger Fixation der Steigbügelbasis atrophiren häufig die Schenkel (Inactivitätsatrophie), so dass sie schon bei leichter Berührung abzubrechen geneigt sind. Diese Atrophie contrastirt in auffallender Weise gegen die oft bedeutende Hyperostose der Fussplatte, welche eine in den Vorhof prominente und denselben namhaft verengernde Knochengeschwulst mit convexer Oberfläche darstellen kann.

Eine weitere secundäre Folge, abhängig von der mangelnden Bewegung der Steigbügelbasis, ist eine Knorpelneubildung im Ringbande, ausgehend von dem Belegknorpel des ovalen Fensters, analog den Neubildungen von Knorpelgewebe in ankylosirten Gelenken (vergl. Wendt, Archiv der Heilkunde von E. Wagner. XIV. S. 286). — Eine Synostose zwischen Hammer und Amboss nach voraufgegangener Diastase habe ich beschrieben und abgebildet im A. f. O. IX.

Hammer und Amboss können knöchern mit der oberen Wand der Paukenhöhle verwachsen.

Exostosen*) an den Gehörknöchelchen in Folge von ossificirender Periostitis ohne Eiterung in der Paukenhöhle und ohne Perforation des Trommelfells sind ziemlich häufig am Amboss, wo die Prädilectionsstelle für dieselben an der Labyrinthseite der Wurzel seines kurzen Fortsatzes ist, seltener am Hammer, am seltensten am Steigbügel. Den Zwischenraum zwischen langem und kurzem Ambossschenkel fand Wendt bei einer 65jährigen an Arthritis leidenden Frau durch neugebildete Knochenmasse theilweise ausgefüllt. Am Ende des Hammergriffes sah ich nach abgelaufener Pauleneiterung bei bestehendem nierenförmigem Defect des Trommelfells an einem Kinde eine kleinerbsengrosse Exostose (verknöcherte Ecchondrose?). Auch Toynbee erwähnt (Catalogue No. 628) einer Exostose am Hammergriff. An dem

---

*) Hesselbach, Beschreibung der patholog. Präparate zu Würzburg. Giessen, 1824. S. 126. Toynbee, Med. Times and Gaz. 1859. Dec. S. 589.

stark prominenten Proc. brevis bei retrahirten Trommelfellen scheinen sich häufiger Ecchondrosen zu bilden.

Pathologische Veränderungen der Paukenhöhlen-Muskeln. Idiopathische primäre Erkrankungen derselben sind unbekannt; secundäre Veränderungen dagegen bei chronischen Entzündungen der Paukenhöhle häufig zu constatiren. Die Muskeln können nach längerer Beeinträchtigung ihrer Function. z. B. bei Synechie des Trommelfells am Promontorium, degeneriren (fettig, fibrös), oder atrophiren. Viel seltener sind wahre Hyperplasien derselben nachgewiesen, und zwar bei chronischer Paukeneiterung mit Defect des Trommelfells, Polyp und Caries der Gehörknöchelchen (Wendt). Innerhalb der Muskeln kommen Blutextravasate, auch Hämatome an der Sehne des Tensor tympani bei Stauungscatarrh vor.

Verkürzungen der Sehne des Tensor tympani können entstehen: 1) durch bindegewebige Verwachsungen zwischen Sehne und Sehnenscheide (Schleimhautüberzug). Dieselben kommen so häufig vor, dass sie von einzelnen Anatomen, z. B. von Henle, als normal beschrieben worden sind. Normal ist aber zweifellos das Verhältniss so, dass sich die Sehne vollkommen frei innerhalb der Scheide bewegen kann. 2) Durch Retraction des verdickten Schleimhautüberzuges bei chronischen Verdichtungsprocessen der Paukenschleimhaut, von Politzer*) zuerst als ein häufiger Folgezustand längeren Tubenabschlusses beschrieben. 3) Durch membranöse oder strangförmige Synechien der Sehnenscheide mit dem Tegmen tympani oder mit anderen Theilen des Pauken inhalts, besonders häufig mit dem langen Ambossschenkel und dem Steigbügel. Diese membranösen Neubildungen können osteoide Einlagerungen enthalten.

Zerstörungen der Sehne des Tensor tympani bei Eiterungsprocessen sind sehr häufig.

Hinton fand Fibrome an der Sehne des Tensor tympani.

Oefters ist die Sehne völlig eingebettet in die gewucherte und verdickte Schleimhaut unter dem Tegmen tympani bei maximaler Einziehung des Trommelfells und partieller Obliteration der Paukenhöhle.

An der Insertionsstelle des M. stapedius sah Hyrtl zuweilen einen kleinen Knochenfortsatz, der sogar in den Muskelbauch hineinragen kann.

---

*) Beleuchtungsbilder des Trommelfells. S. 132.

Verletzungen. Brüche der Schädelbasis erstrecken sich oft durch die Paukenwände, und können diese Höhle in Verbindung mit dem Labyrinth oder der Schädelhöhle versetzen. Durch das Einstossen spitziger Gegenstände durch das Trommelfell kann es zur Trennung und Dislocation der Gehörknöchelchen kommen.

Fremde Körper dringen zuweilen bei unverletztem Trommelfell durch die Tuba in die Paukenhöhle. Am häufigsten findet man Kohlentheile (Russ), durch welche bei oberflächlicher Untersuchung eine grauschwarze Pigmentirung der Schleimhaut vorgetäuscht werden kann, aber auch Pflanzenbestandtheile, Haare. Bei Blutbrechen (Hämoptoe und Magenblutungen) kann Blut in die Paukenhöhle gelangen; auch Speisetheile, Galle dringen durch die Tuba hindurch.

Vom äusseren Gehörgang aus nach Verletzung des Trommelfells in die Paukenhöhle eingedrungene resp. eingestossene Fremdkörper können zu den mannigfachsten nervösen Zufällen Veranlassung geben und haben häufig tödtliche Gehirnerkrankungen zur Folge gehabt (Purulente Basilarmeningitis, Gehirnabscess).

Neubildungen.
Ohrpolypen.

Th. Wallstein, De quibusdam otitidis ext. formis. Gryphiae, 1846. (Enthält die zuerst von Prof. Baum constatirte Thatsache des Vorkommens von Flimmerepithel auf Ohrpolypen). Meissner, Zeitschrift f. rat. Medicin. 1853. S. 350. (Mit vollständigem Literaturverzeichniss). Wedl, Grundzüge der patholog. Histologie. Wien, 1854. S. 467. Billroth, Ueber den Bau der Schleimpolypen. Berlin, 1855. S. 27, Förster, Atlas der pathologischen Histologie. S. 73. 1859. v. Tröltsch, Virchow's Arch. XVII. S. 40, 41. 1859. A. f. O. IV. S. 99 u. 104 und im Lehrbuch. Kessel, A. f. O. IV. S. 167. 1868. Steudener, A. f. O. IV. S. 199. 1868. Lucae, Virchow's Arch. XXIX. S. 39.

Die bei weitem grösste Mehrzahl der Ohrpolypen nimmt (früheren Annahmen widersprechend) zweifellos ihren Ursprung in der Schleimhaut der Paukenhöhle. Selbst wo sie scheinbar in der Haut des Gehörganges wurzeln, zeigt die anatomische Untersuchung, dass sie in Wirklichkeit aus dem Mittelohr stammen, und zwar aus den über dem Gehörgange gelegenen, mit Schleimhaut ausgekleideten Hohlräumen (v. Tröltsch). Sie finden sich von microscopischer Kleinheit an bis zu umfangreichen Geschwülsten, von 3—4 Centimetern Länge, welche nach

Usur des Trommelfells, den Gehörgang erfüllen und aus demselben kolbig herausragen können. Sie können den Hammergriff einbetten und umwachsen (Fall von Borberg*) aus meiner Poliklinik), in seltenen Fällen den knöchernen Gehörgang durch Usur erweitern. Ragt der Polyp aus dem Gehörgang heraus, so kommt es durch den Einfluss der Ohrsecrete ziemlich häufig zu Ulceration an dem kolbigen Ende. Häufig sind mehrfache Polypen in demselben Ohr, seltener gleichzeitig beide Ohren der Sitz von Polypen. Spontane Expulsion grösserer Ohrpolypen von dem Lumen mehrerer Centimeter ist mehrfach, auch von mir selbst beobachtet worden.

Die äussere Form ist verschieden. Wir finden vollkommen glatte, keulenförmige Polypen, die jedoch in der grossen Mehrzahl an ihrer Basis eine papilläre Beschaffenheit zeigen. In diesem Falle ist die Farbe an dem der Luft exponirten Theile der Geschwulst weisslich, sonst graugelbröthlich. In anderen ist die Oberfläche höckrig durch einen überall ausgesprochenen papillären Bau und die Farbe hochroth. Die Papillen sitzen entweder auf einem compacten Kerne auf, oder die ganze Geschwulst besteht nur aus verzweigten Papillen verschiedener Grösse und Form, wodurch bisweilen ein vollkommen condylomartiges Aussehen entsteht.

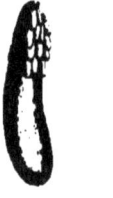 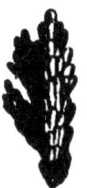

Fig. 60.   Fig. 61.

Die Consistenz ist in der grösseren Mehrzahl weich, nur selten von fibromartiger Härte.

Alle Ohrpolypen sind von Epithel überzogen, entweder von einfachem oder mehrschichtigem Cylinderepithel, deren oberste Schicht Flimmerhaare trägt, oder von mehrschichtigem Plattenepithel, oder von einem gemischten Epithel (an der Basis flimmerndes Cylinderepithel, an dem äusseren Ende mehrschichtiges Pflasterepithel in ähnlicher Anordnung, wie in der Epidermis). Im letzteren Falle ist der Uebergang zwischen Cylinderepithel und Plattenepithel ein ganz allmähliger.

Fig. 60. Glatter Ohrpolyp, an der Basis mit stärkeren Papillen besetzt.
Fig. 61. Papillärer Ohrpolyp von fast condylomartigem Aussehn.
*) A. f. O. VII. S. 55.

Nach dem histologischen Verhalten lassen sich 3 Hauptformen unterscheiden: Schleimpolypen, Fibrome und Myxome. Die bei weitem häufigsten sind die **Schleimpolypen**, welche vollkommen mit den Schleimpolypen anderer Körperhöhlen übereinstimmen und durch eine Hyperplasie der Schleimhaut der Paukenhöhle entstehen.

Die darin vorkommenden Drüsen sind schlauchförmige Einsenkungen des Epithels in das Gewebe des Polypen. Sie sind als hyperplastische Bildungen der von v. Tröltsch und Wendt nachgewiesenen Schleimdrüsen der Paukenschleimhaut anzusehen. Fast immer zugleich mit diesen schlauchförmigen Drüsen finden sich die zuerst von Meissner beschriebenen cystenartigen Hohlräume, die von niedrigem Epithel ausgekleidet und erfüllt sind von einer schleimigen Flüssigkeit, in welcher losgestossene Epithelzellen und Schleimkörperchen suspendirt sind. Nach Steudener sind dieselben als Retentionscysten, aus den schlauchförmigen Drüsen entstanden, zu betrachten. Denkbar wäre daneben die Entstehung dieser Cysten durch Verwachsung der Interpapillarspalten in der Weise, wie es Rindfleisch*) an einem papillären Polypen der Portio vaginalis uteri beobachtet hat.

Die **Fibrome** entwickeln sich von der periostalen Schicht der Paukenschleimhaut und sind gleichzustellen den Fibromen, welche vom Periost der Schädelbasis als Nasenrachenpolypen entstehen. Sie sind derb und fest, von blasser Farbe wegen spärlich entwickelter Blutgefässe und stets von mehrschichtigem Pflasterepithel überzogen und niemals grob papillär. In die Epithelbekleidung schieben sich meist einfache oder aus zweien zusammengesetzte kleine Papillen, ähnlich den Cutispapillen. Schlauchförmige Drüsen und Cysten kommen nicht darin vor. Das eigentliche Gewebe wird von einem derben Bindegewebe gebildet mit zahlreichen spindelförmigen und sternförmigen Bingewebskörperchen, welche durch ihre Ausläufer mit einander anastomosiren. Die Intercellularsubstanz ist bald vollkommen homogen, bald grob fibrillär. Im letzteren Falle sind die Fibrillen meist bündelförmig geordnet und durchflechten sich gegenseitig.

Das Vorkommen der anscheinend sehr seltenen **Myxome**

---

*) Patholog. Histologie. S. 62.

(polypöses Myxom der Paukenschleimhaut) ist zuerst von Steudener an einem von mir exstirpirten Polypen, der mit breiter Basis aus der Paukenhöhle eines 17jährigen Menschen entsprang, constatirt worden. Das äussere Ansehen ist vollkommen gallertartig. Der Epithelialüberzug besteht aus einem mehrschichtigen Pflasterepithel, in welchen sich flache Papillen, ähnlich denen der Cutis, hineinschieben.

„Das Grundgewebe besteht aus einer ganz homogenen Gallerte, welche von anastomosirenden Netzen spindelförmiger und sternförmiger Zellen durchzogen ist; ausserdem finden sich noch sehr feine Fibrillen, welche theils die Zellenzüge begleiten, theils auch sonst weitmaschige Netze durch die Gallerte bilden. An der Oberfläche der Geschwulst, so wie in der Umgebung der Gefässe, zeigen sich die Fibrillen zahlreicher vorhanden; im ersteren Falle in parallelen Lagen längs der Oberfläche der Geschwulst, in letzterem Falle die Gefässe concentrisch geschichtet, begleitend."

„Frei in der Gallertmasse (in den Maschen der von den Zellen und Fibrillen gebildeten Netze befindlich) fanden sich eine mässige Anzahl runder granulirter Zellen mit einfachem runden Kern von der Grösse und dem Aussehen der Lymphkörper; an einzelnen Stellen lagen dieselben zahlreicher in kleinen Gruppen beisammen." (Steudener, l. c.).

Um die Entstehung dieser Geschwulstform zu erklären, ist daran zu erinnern, dass die fötale Paukenhöhle Schleimgewebe enthält, welches sich nach der Geburt allmälig zurückbildet. Residuen desselben könnten bei Eintritt von eitrigem Catarrh des Mittelohres, wie er bei Neugeborenen ausserordentlich häufig gefunden wird, in Reizung und Wucherung gerathen und zu einer polypösen Geschwulst Veranlassung geben. —

Sehr bemerkenswerth ist, dass ein Polyp vom Promontorium ausgehend, in den Gehörgang hervorragen und doch von der Paukenhöhle abgeschlossen sein kann durch narbige Verwachsung der Trommelfellränder mit der Labyrinthwand rings um die Polypeninsertion.

Ein kleines Fibrom, von der Chorda tympani ausgehend, fand Hinton, ein Gumma an derselben Stelle nach mündlicher Mittheilung Prof. Köppe.

Cholesteatoma (Perlgeschwulst) ist im Allgemeinen Theil S. 16 bereits ausführlich besprochen.

Exostosen kommen an den Paukenhöhlenwänden und an den Gehörknöchelchen vor. Sie sind am Boden und am unteren Rande des Promontorium als Osteophyt-ähnliche Bildungen normal (spitzige Stäbchen und Knochenspangen), finden sich in dieser Gestalt aber auch pathologisch an anderen Stellen (Promontorium, in der Nähe des runden Fensters, Eminentia pyramidalis) als Producte chronischer Periostitis. Bei gleichzeitigen Defecten im Trommelfell können sie von aussen erkannt werden. Knochenbrücken finden sich zuweilen zwischen Eminentia pyramidalis und ovalem Fentser.

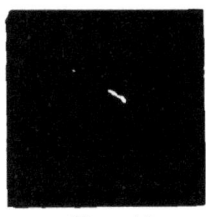

Fig. 62.

Zaufal giebt Beschreibung und Abbildung einer umfangreichen compacten Exostose (von der hinteren Paukenhöhlenwand und der Wand der Fossa jugularis ausgehend), welche das runde Fenster verlegte und Usur des Sulcus pro membrana tympani bewirkt hatte. (A. f. O. II. S. 48.)

Hyperostose am runden Fenster führt zu schlitzförmiger Verengerung und in den höchsten Graden zu völligem Verschluss desselben, was schon älteren Beobachtern bekannt war.[*]) Ist die Hyperostose der Wände gleichmässig verbreitet, so resultirt daraus eine erhebliche Verengung der Höhle.

Cysten. Eine mit Epithel bekleidete Retentionscyste, deren Inhalt aus Fettkrystallen (rhombischen Tafeln) bestand, ist von mir A. f. O. I. S. 205 erwähnt, wahrscheinlich hervorgegangen aus einer schlauchförmigen Schleimdrüse der Paukenschleimhaut. Cystenartige Bildungen, der Mucosa des Trommelfells aufsitzend, „bestehend aus einer Blase mit dickflüssigem Inhalt", sah Politzer[**]). Toynbee und Hinton haben Fälle von Tumor sebaceus (Dermoidcyste) mit Haaren erwähnt.[***])

Epithelialkrebs. Primär von der Paukenhöhle ausgehend, ist äusserst selten, vgl. S. 20.

Fig. 62. Exostose der Labyrinthwand, durch eine Perforation des Trommelfells von aussen sichtbar.

[*]) Cassebohm, De aure humana. Halae, 1734. S. 39. Cotunni, De aquaeductu. Viennae, 1774. S. 132.
[**]) Vgl. A. f. O. V. S. 216.
[***]) Transactions of the patholog. society XVII. S. 274 u. 275.

Osteosarcom der Paukenhöhle, in den Gehörgang hineinreichend, ist von Wilde*), Toynbee**) und Böke***) beobachtet worden.

Tuberkel. Das Vorkommen miliarer Tuberkel in der Paukenschleimhaut des Menschen ist anatomisch nicht mit Sicherheit erwiesen. Wiederholt habe ich bei Lebzeiten an der entzündlich gewucherten Schleimhaut der inneren Paukenhöhlenwand bei eitriger Otitis tuberculöser Kinder kleine, grauliche, miliare Knötchen gesehen, die ich nach dem macroscopischen Befunde für solche zu halten geneigt war. Bei anatomischer Untersuchung habe ich bisher stets vergeblich danach gesucht.

Beim Schwein ist das häufige Vorkommen der Tuberculose des mittleren Ohres durch Schütz†) nachgewiesen.

Tuba Eustachii.

Wendt, Krankheiten der Nasenrachenhöhle und des Rachens. (Ziemssen's Handbuch der spec. Pathologie und Therapie. Band VII. S. 235—323. 1874. Moos, Beiträge zur normalen und pathologischen Anatomie und zur Physiologie der Eustachischen Röhre. Mit 18 Abbildungen. Wiesbaden, 1874, Lehrbücher von Toynbee, v. Tröltsch, Gruber.

Allgemeine Bemerkungen.

Die Tuba Eustachii des Menschen ist im ruhenden Zustande geschlossen durch ein loses Aneinanderliegen der Wände. Doch ist eine nothwendige Bedingung normalen Gehörs, dass das Lumen des Canals von Zeit zu Zeit klaffend wird, um Luftdruckdifferenzen zwischen Paukenhöhle und Atmosphäre auszugleichen (Ventilation der Paukenhöhle). Jeder länger andauernde Abschluss der Tuba an irgend einer Stelle des Canals (durch Schwellung, Secretanhäufung oder Insufficienz des M. dilatator tubae s. tensor veli palatini) hat bei imperforirtem Trommelfell zur Folge, dass die in der Paukenhöhle vorhandene Luft nach und nach resorbirt wird, das Trommelfell mit seinen Adnexis durch den Ueberdruck der Atmosphäre unter vermehrter Spannung einwärts sinkt und in der Paukenschleimhaut

---

*) Pract. Bemerkungen über Ohrenheilkunde. Uebersetzung. S. 244. 433.
**) Diseases of the ear. S. 386.
***) Wiener med. Halle. 1863. No. 54.
†) Virchow's Archiv. Band 66. S. 93.

hyperaemia ex vacuo entsteht. Die nächste Folge der letzteren ist Transsudation oder seröse Exsudation. Weiterhin gesellen sich häufig Schwellung der Paukenschleimhaut, abnorme Verwachsungen zwischen Trommelfell, seiner Adnexa und Paukenhöhlenwänden dazu. Wir finden aus diesem Grunde länger bestehenden Abschluss der Tuba nie ohne secundäre anatomische Störungen in der Paukenhöhle. Da die kindliche Tuba absolut weiter und kürzer ist als die des Erwachsenen, so würde es in derselben seltener und weniger leicht zum Verschluss kommen können, wenn nicht durch die schlitzförmige Gestalt der Rachenmündung des Kindes eine bei der weit klaffenden Gestalt der Rachenmündung des Erwachsenen fortfallende Prädisposition zum Verschluss bei Schwellungszuständen der Schleimhaut des Nasenrachenraums gegeben wäre. Die Gestalt des Ost. pharyng. unterliegt individuellen Verschiedenheiten. Sie ist keineswegs stets trichterförmig, sondern auch oft eine dreieckige oder halbmondförmige klaffende Spalte. Die durchschnittliche Entfernung vom hinteren Ende der unteren Nasenmuschel beträgt nach Luschka 7 Mm. Die Weite des Tubencanals unterliegt bei Erwachsenen sehr erheblichen individuellen Schwankungen. Als Durchschnittsmaasse gelten für den Isthmus 2 Mm. hoch und 1 Mm. breit, für die Rachenmündung 8 Mm. hoch und 5 Mm. breit, für die Paukenmündung 5 Mm. hoch und 3 Mm. breit.

Die Schleimhaut des Canals ist am Rachenende gewulstet, sonst aber normal glatt und fest mit ihrer Grundlage verwachsen, schwer zerreisslich und von blassgelber Farbe. Die von Köllner (Reils Archiv. II. S. 18) und älteren Anatomen am Rachenende als normal beschriebene Klappe des Tubencanals (klappenartige Faltenbildung der Schleimhaut) ist pathologisch und als Erschlaffung oder faltige Schwellung der Schleimhaut zu deuten. Neuerdings ist dieselbe von Moos (Beiträge zur Anatomie und Physiologie der Eustach. Röhre. Wiesbaden, 1874. S. 29) wieder „als ein individuell verschiedener, aber im normalen Zustande nie fehlender Wulst, eine förmliche Klappe" bezeichnet worden. In pathologischer Beziehung ist das Verhalten der Schleimhaut im knöchernen Theil im Allgemeinen übereinstimmend mit dem Verhalten der Paukenschleimhaut, nur sind membranöse Neubildungen seltener wie dort, während die Schleimhaut in der knorpligen Tuba in der Regel mit dem Verhalten der Schleimhaut des Nasenrachenraums conform ist. Ebenso wie am Dache des Nasenrachenraums, quer von der einen Tubenmündung zur anderen hinüberziehend, am Tubenwulst und in der Rosenmüller'schen Grube sich unmittelbar unter der Schleimhaut cytogenes (adenoides) Gewebe mit reichlich eingestreuten Lymphfollikeln findet, ist auch in continuirlichem Zusammenhang damit am Ostium pharyngeum unter dem flimmernden Cylinderepithel eine Lage cytogener Substanz von individuell verschiedener Mächtigkeit vorhanden, die besonders in Kindesalter erheblichen Hyperplasien mit Verengung und Abschluss des Ostium unterliegt. Im Greisenalter unterliegt das cytogene Gewebe der Atrophie.

Normal ist die Schleimhaut zwischen Tubenwulst und Umrandung der Choanen von etwas blasserer Farbe (gelblich) als die übrige Schleimhaut.

Missbildungen. Congenitaler Defect der Tuba Eustachii ist in einem Falle von J. Gruber*) beobachtet neben Mangel des Gehörgangs, der Gehörknöchelchen und rudimentärer Entwicklung der Paukenhöhle und des Labyrinthes. Fälle von congenitaler Obliteration und Stenose sind ebenfalls höchst selten (aus neuster Zeit 1 Fall von J. Gruber**), combinirt mit Faux lupina). Auch congenitale Erweiterung der Tuba um das 3—4fache des normalen Lumens ist beschrieben (Cock***). Häufiger finden sich angeborene Anomalien im Verlauf des Canals als winklige Knickung†) im knöchernen Theil und als Ossificationslücken (in der Wand des Canalis caroticus), unsymmetrische Lage der Rachenmündung.

Hyperämie und **Hämorrhagie.** Hyperämie in der Tubenschleimhaut kommt in allen Graden vor, von geringer netzartiger Injection bis zur gleichmässigen Scharlachröthe und braunrothen Färbung. Bei gleichzeitiger Hyperämie des Rachens ist sie am meisten ausgesprochen in der knorpligen Tuba und nimmt allmälig an Intensität nach der Paukenmündung hin ab. Umgekehrt bei gleichzeitiger Hyperämie der Paukenhöhle. Setzt sich die Hyperämie des Rachens in die knorplige Tuba fort, so zeigt die rhinoscopische Untersuchung bei Lebzeiten und auch die Autopsie häufig das Ostium pharyngeum tubae umsponnen von stark erweiterten Venen, welche sich in die Tuba hinein verfolgen lassen. Die Autopsie zeigt in solchen Fällen auch höher hinauf in der Tuba starke Injection neben vermehrter Secretion. Nicht selten sieht man starke Hyperämie des Rachens hart an der Umschlagsstelle der Tuba aufhören.

Hämorrhagien finden sich als Ecchymosen in dem Gewebe der Schleimhaut und als grössere flächenförmige Extravasate. Sitzt das Extravasat am Ost. pharyng., so kann dieses zapfenartig dadurch verlegt sein. Pigmentirungen der Rachenschleimhaut (graue und grauschwarze) sieht man sich in die knorplige Tuba fortsetzen. Grössere Mengen von geronnenem Blut in der

---

*) Vergl. A. f. O. II. S. 154.
**) Lehrbuch der Ohrenheilkunde. S. 573. Mit Abbildung.
***) Med. chirurg. Transactions. London. Vol. XIX. S. 161.
†) Die mediale Wand der knöchernen Tuba kann kesselartig zurückweichen (2 Mm. tief und mehr) und dieser Ausbiegung braucht die laterale Wand nicht zu folgen, so dass daraus eine plötzliche Erweiterung des Tubenlumens resultirt.

Tuba sieht man nach Fractur der Schädelbasis, nach Blutbrechen (Lungen- und Magenblutungen).

Entzündung. Die catarrhalische Entzündung der Tuba Eustachii ist characterisirt durch Hyperämie, vermehrte Secretion und Schwellung der Schleimhaut. Eine Anhäufung von reichlichem schleimigen Secret findet sich in der Leiche ausserordentlich häufig, nicht selten in solchem Grade, dass das ganze Lumen des Canals erfüllt erscheint. In dem Schleim zeigen sich reichliche Beimengungen von abgestossenem Flimmerepithel. Wird der Schleim zäh und consistent, so kommt es zur Bildung förmlicher Schleimpfröpfe, die aus der Rachenmündung hervorragen können, wie ein Schleimpfropf aus dem Muttermund, aber auch die knöcherne Tuba fest verstopfen können bei leerer knorpliger Tuba. Letztere sind von gallertartiger Beschaffenheit und können in Zusammenhang stehen mit ähnlichen Massen in der Paukenhöhle.

Die Ursache der Schwellung ist neben Hyperämie und seröser Infiltration eine Vermehrung der lymphkörperähnlichen Elemente (zellige Infiltration) in dem subepithelialem Gewebe, die am reichlichsten am Rachenende des Canals angetroffen wird, wodurch hier durch besonders starke Anhäufung derselben an einzelnen Stellen (Hyperplasien der Drüsenfollikel) ein körniges Aussehn der Schleimhaut zu Stande kommen kann. Dazu kommt in chronischen Fällen eine reichliche Wulstung und Faltenbildung der Schleimhaut, senkrecht zur Axe des Canals, Hypertrophie der Drüsenschicht und Verdickung des submucösen Bindegewebes. Starke Schwellung findet sich am häufigsten am Ostium pharyngeum, so dass von demselben nur eine schmale Spalte übrig bleibt. Höher hinauf ist sie viel seltener, am seltensten in der knöchernen Tuba, wo aber auch neben gleichzeitigen analogen Veränderungen in der Paukenhöhlenschleimhaut durch Körnchenbildung ein höckriges Aussehn der Schleimhaut entstehen kann, oder die submucöse Bindegewebsschicht hypertrophisch gefunden wird.

Das Vorkommen genuiner croupöser Entzündung der Tubenschleimhaut bei Croup des Larynx und Pharynx ist durch Wendt sicher gestellt. (Arch. f. Heilkunde. XI. S. 261.)

Bei Variola kommen nach demselben Autor häufig an der Rachenmündung, sehr selten höher hinauf im unteren Drittel der Tuba eigenthümliche Veränderungen des Epithels vor mit Bildung von Eiterzellen enthaltenden Hohlräumen in verschiedener Grösse und Form.

Traumatische Entzündungen der Tuba Eustachii entstehen zuweilen nach chirurgischen Operationen im Nasenrachenraum, durch Schnittwunden in das Tubenostium bei Oberkiefer-Resection u. s. w.

Secundäre Veränderungen des Tubenknorpels in Gestalt von verknöcherten Knorpelinseln sind von Moos beschrieben worden (l. c. S. 49).

Auch Verkalkungen des Tubenknorpels kommen bei chronischer Entzündung des Mittelohres vor.

Geschwürsbildung am Ostium pharyngeum und von hier sich in das untere Ende der knorpligen Tuba hinein erstreckend, findet sich bei Syphilis, Tuberculosis, Scrofulosis, Diphtheritis, Variola.*) Kleine rundliche, oberflächliche folliculäre Geschwüre in Folge von eitrigem Folliculacatarrh des Nasenrachenraums habe ich häufiger am Tubenwulst und am Eingang der Rachenmündung rhinoscopisch beobachtet. Bei Caries des Schläfenbeins mit Zerstörung der knöchernen Tuba sieht man Erosionsgeschwüre um das Ostium pharyngeum, wenn das jauchige Secret stark in den Schlund abfloss. Die bei Variola vorkommenden Geschwüre sind immer oberflächlich, meist von rundlicher Form, öfter lateral als am Boden und an der medialen Fläche der Rachenmündung, können aber das ganze Ostium in eine flache Geschwürsfläche verwandeln. Auf das untere Drittel der knorpligen Tuba greifen sie selten über.

Viel tiefer greifend, bis auf und in den Knorpel fortschreitend, sind die von der Rachenschleimhaut übergreifenden Geschwüre bei Syphilis und Tuberculosis. Im Rand und in der Umgebung tuberculöser Geschwüre an den Tubenwülsten hat Wendt (l. c. S. 297) die Bildung frischer, miliarer Tuberkel nachweisen können.

Ein sehr umfangreiches tuberculöses Geschwür von einem 33jährigen Mann, welches ich in meiner Sammlung aufbewahre, erstreckt sich bis zur Mittellinie des Fornix und der hinteren Rachenwand, nimmt die Rosenmüller'sche Grube ein, die in

---

*) Auch Typhusgeschwüre sollen nach Seidl in der Tuba vorkommen. (Wiener med. Wochenschr. 1852. No. 2, 5, 6. Ueber den Einfluss des Catheterismus der Eust. Trompete etc.)

eine kraterartige Höhle von doppelter Tiefe als der Recessus auf der anderen Seite verwandelt ist, und hat den grössten Theil des Tubenwulstes zerstört. Die Schleimhaut des Tubeneingangs selbst war hyperämisch und geschwellt aber ohne Ulceration. Daneben doppelte Perforation und eitrige Infiltration des Trommelfells, stark gewucherte und eitrig infiltrirte Paukenschleimhaut. Die Gelenkverbindungen der Gehörknöchelchen gelockert.

Syphilitische Geschwüre am Tubenwulst und am Eingang der Rachenmündung neben gleichzeitigen Geschwüren an anderen Stellen des Nasenrachenraums (Septum narium, Choanen, Fornix, hintere Wand des Gaumensegels) sind durch rhinoscopische Untersuchung häufiger nachweisbar, wo bei der gewöhnlichen Besichtigung des Rachens ohne Spiegel kein Verdacht eines Ulcerationsprocesses aufstösst.

Höher hinauf im Tubencanal kommen Ulcerationsvorgänge nicht anders vor, als bei Caries und bei Tumoren (Epithelialkrebs), durch welche die knöcherne Tuba zum Theil oder vollständig verzehrt werden kann.

Verengerung und Erweiterung. Verengerung (Stenose) der Tuba Eustachii bis zum Abschluss derselben entsteht durch Schwellung der Schleimhaut, resp. Verdickung des submucösen Bindegewebes bei Catarrh (hypertrophische Schleimhautwülste im Ostium pharyngeum), durch Hyperplasie des cytogenen Gewebes an der Rachenmündung, durch Oedem am Tubenwulst bei Stauung in der V. cava superior, durch Narbenbildung im Nasenrachenraum, durch hypertrophische Verdickung des Gaumensegels (wobei die vordere Tubenlippe gegen die hintere gepresst werden kann, v. Tröltsch, A. f. O. IV. S. 136), durch Insufficienz der Gaumen-Tubenmuskel bei angeborener und erworbener Gaumenspalte und Wolfsrachen, durch Verlegung der Rachenmündung durch Neubildungen im Nasenrachenraum (Nasenrachenpolyp, grosse Cyste, Narbenstränge), stark hyperplastische Rachentonsille*), starke

---

*) Die Rachentonsille (Glandula pharyngea) unterliegt besonders im Kindesalter, seltener in den 20.—30. Jahren einer Hyperplasie, so dass sie ein gelapptes, fast polypöses Aussehn gewinnt. In höheren Graden der Hyperplasie kann sie über 1 Ctm. über den oberen Theil des Vomer herabhängen und der Tubenmündung direct anliegen. Durch Compression kann dieselbe spaltförmig verengt werden. Bei gleichzeitiger Hyperplasie des cytogenen Gewebes am Tubenwulst findet sich dieser derart verändert, dass er in eine weiche, $\frac{1}{2}$ Ctm. dicke Falte ausläuft, die weit vorspringt und in einen gelappten Kamm endet. Auch Verwachsungen der hyperplastischen Glandula pharyngea mit den Tubenwülsten kommen vor.

Schwellung der unteren Nasenmuschel*), oder stark hypertrophische Gaumentonsille. **) Viel seltener entsteht die Stenose durch Hyperostosen oder Exostosen mit oder ohne Osteosclerosis des Schädels, oder durch Bindegewebsneubildung in der Paukenmündung (bei Caries, hyperplastischem Catarrh der Paukenhöhle).

Stenosen im mittleren Verlaufe des Canals scheinen ausserordentlich selten. Sie werden in Praxi auf Grund ungenauer Untersuchung viel häufiger vorausgesetzt, als sie thatsächlich bestehen. Wo sie bei Lebzeiten nach dem Resultat der Sondenuntersuchung vorhanden scheinen, können sie vorgetäuscht werden durch die nicht seltene winklige Knickung im Verlaufe des Canals oder durch Vorbauchung des Canalis caroticus in die knöcherne Tuba. Wirkliche Stricturen im Sinne von Harnröhrenstricturen (durch Verdichtung und atrophische Verkürzung des Gewebes) scheinen in der Tuba Eustachii überhaupt nicht vorzukommen. Dagegen finden sich in der knöchernen Tuba Verengerungen durch Hypertrophie der Bindegewebsschicht der Mucosa, auch mit Kalkeinlagerung.

Verengungen am Ostium tympanicum sind häufig bei Otitis media und bedingt durch hypertrophische Schleimhaut (faltenartige oder klappenartige Verlängerungen) oder durch neugebildete Bindegewebsmasse, welche gleichzeitig den vorderen Theil der Paukenhöhle erfüllt, im frischeren Zustand sulzig und röthlich, im älteren grauweiss und derb. Auch strangförmige Gewebsbrücken im Ostium tympanicum kommen vor (v. Tröltsch, A. f. O. IV. S. 111. Magnus, A. f. O. VI. S. 258.).

Eine knöcherne Strictur der Tuba, 3 Mm. lang, 1 Ctm. entfernt vom Ost. tympanicum (so dass man kaum eine Schweinsborste durchführen konnte), hat Toynbee gefunden und abgebildet. (Monthly-Jorrnal. August. 1850. Med. Times. February. 1850. S. 143.)

---

*) Das hintere Ende der unteren Nasenmuschel ist häufig enorm verdickt und nach hinten verlängert, erscheint dann vielfach gelappt, eingekerbt oder ausgefranst. Sie kann dann die Rachenmündung der Tuba erreichen und sogar überragen und zum Theil dem Ostium anliegen. Die daraus entstehende Reizung desselben veranlasst Hyperämie und Hypersecretion, die sich bis in die Tuba, gewöhnlich bis in die knöcherne Tuba hinein fortsetzt (v. Tröltsch, A. f. O. IV. S. 139). Normal ist in dem die knöcherne untere Muschel überragenden Schleimhautlappen cytogenes Gewebe.

**) Bei hochgradiger Hypertrophie der Gaumentonsillen wird der Arcus pharyngo-palatinus oder auch das ganze Gaumensegel gegen das Ostium pharyngeum angedrückt, (Von Wendt in Abrede gestellt.)

Der Canalis caroticus kann so in die knöcherne Tuba hineinragen, dass dadurch das Lumen fast aufgehoben wird. Wiederholt sah ich die Carotis nur durch eine durchscheinend dünne Knochenlamelle von dem Tubenlumen getrennt.

Bei Atrophie der Schleimhaut des Nasenrachenraums erscheint das Ostium pharyng. ungewöhnlich weit klaffend und stark vertieft. Der Tubenwulst springt dann viel weiter hervor und erscheint innerhalb seines verdünnten Ueberzuges wie nackt.

Erworbene Erweiterung des Tubencanals in seiner ganzen Ausdehnung ist häufig bei Sclerose der Paukenschleimhaut. Der Canal kann um das 3—4 fache seines normalen Lumens erweitert sein. Partielle Erweiterung im knöchernen Abschnitt kommt vor nach chronischen Eiterungen in der Paukenhöhle, durch Atrophie der Knochenwände.

Nach Rüdinger's[*]) Angabe soll im Greisenalter ein abnormes Klaffen des Tubenlumens in seiner ganzen Länge mit Atrophie des M. dilatator tubae häufiger in der Leiche anzutreffen sein.

Verwachsung kommt an beiden Ostien vor, höchst selten im Verlaufe des Canals durch adhäsive Entzündung oder Hyperostose. Narbige Verwachsungen am Ostium pharyngeum entstehen nach syphilitischen Ulcerationsprocessen im Nasenrachenraum. Das Narbengewebe verschliesst das Ostium, gewöhnlich nach Zerstörung des ganzen Limbus cartilagineus und mit Anlöthung des Gaumensegels an der hinteren Rachenwand. Die Zahl der bisher beschriebenen Fälle ist nicht gross.[**]) Auch nach Diphtheritis, Variola[***]) und Scrofulose ist narbiger Verschluss am Ostium pharyngeum beobachtet.

Ein Fall der letzteren Art kam im Januar 1873 in Halle zur Section.[†])

12 jähriger Knabe † an Tracheostenose durch ein vernarbendes Geschwür unmittelbar über der Bifurcation der Trachea. Lunge

---

[*]) Monatsschrift für Ohrenheilkunde. 1868. No. 9.
[**]) Otto, Patholog. Anatomie. Breslau, 1814. S. 184. Seltene Beobachtungen zur Anatomie etc. Breslau, 1816. S. 3. Virchow in Virchow's Archiv. XV. S. 313. J. Gruber. Statistischer Bericht von 1863.
[***]) Lindenbaum, A. f. O. I. S. 295. Nach Wendt soll es bei Variola nicht zu tieferen Zerstörungsprocessen und Verwachsungen kommen (Krankheiten des Nasenrachenraums. S. 285).
[†]) Bereits publicirt in Volkmann's Beiträgen zur Chirurgie. Leipzig, 1875. S. 305.

frei von Tuberkeln. Der Nasenrachenraum war auf das Volumen einer kleinen Haselnuss reducirt. Das denselben unter Verwachsung des Gaumensegels mit der hinteren Rachenwand nach der Mundhöhle zu abschliessende feste Narbengewebe hatte eine colossale Dicke und erreichte nach der Vorderfläche der Wirbelsäule zu eine Dicke bis zu 2 Centimeter. In der Mittellinie des harten Gaumens, an der Grenze des weichen Gaumens war eine kaum linsengrosse Oeffnung, von weissen, narbigen Rändern umgeben. Choanen von normaler Weite, Schleimhaut leicht verdickt; das cavernöse Gewebe an den hinteren Partien der unteren Muschel stark hypertrophisch. Das Ostium pharyngeum der rechten Tuba durch Narbengewebe vollständig verwachsen. Das Ostium pharyngeum der linken Tuba bis auf einen Millimeter verengt. Beide Trommelfelle stark eingezogen. Paukenhöhlen und Mastoidzellen beiderseits völlig erfüllt von serös-schleimigem, vollständig wasserhellen Exsudat. Bei Lebzeiten bestand solche Schwerhörigkeit, dass man laut in das Ohr schreien musste.

Am Ostium tympanicum sind Verwachsungen durch Bindegewebswucherungen häufiger bei Caries des Felsenbeins oder nach abgelaufenen Eiterungsprocessen der Paukenschleimhaut. Bindegewebige Verwachsungen (Brücken) innerhalb der Tubenspalte gehören zu grossen Seltenheiten (3mal innerhalb der knorpligen Tuba von Wendt gefunden, schon früher in 3 Fällen von Toynbee[*]) erwähnt).

Wever[**]) berichtet von einer Verwachsung des ganzen Tubalumens „durch fibröse Substanz, die mit der Schleimhaut fest zusammenhing".

Neubildungen. Polypen innerhalb der Tuba sind in wenigen Fällen beschrieben worden. Der bemerkenswertheste ist ein Fall von Voltolini[***]), wo der Polyp die ganze Tuba wie ein dünner Regenwurm erfüllte und dieselbe erweitert hatte.

Grössere Paukenhöhlenpolypen (Fibrome) wurzeln öfters mit einem Fusse im Ostium tympanicum. Auch Fälle von isolirter Insertion im Ostium tympanicum sind bekannt. Kleinere polypöse Geschwülste in der knöchernen Tuba kommen häufiger vor.

Am Ostium pharyngeum sieht man zuweilen bei Syphilis spitzcondylomartige Excrescenzen, bei Miliartuberculose käsige Knötchen.

Exostosen finden sich in Gestalt von Osteophytbildungen häufiger in der Tuba neben solchen in der Paukenhöhle.

---

[*]) Uebersetzung von Moos. S. 221.
[**]) Diss. inaug. Freiburg. 1835. S. 13.
[***]) Virchow's Arch. XXXI, S. 220.

Fremde Körper. Durch den Brechact gelangen mitunter Speisepartikel in die Tuba. Sonst gelangen, abgesehen von absichtlich zu chirurgischen Zwecken eingeführten und durch Zufall zurückgebliebenen Gegenständen (abgebrochene Sondenstücke u. dgl.) fremde Körper fast nie in diesen Canal. Sehr bekannt ist ein Fall von Fleischmann*), der eine Gerstengranne (arista) tief in der Tuba steckend an der Leiche vorfand. Andry**) hat einen Spulwurm in der Eustachischen Röhre gefunden.

Pathologische Veränderungen in den Tubenmuskeln. Fettige Entartung und Atrophie der Tubengaumenmuskel sind häufige Folgezustände von chronischen Retronasal- und Tubarcatarrhen. Bei Trichinose finden sich die Tubenmuskeln constant reichlich durchsetzt, während die beiden Paukenhöhlenmuskeln stets davon verschont zu bleiben scheinen.

Von Moos (l. c. S. 47) ist als Folgezustand chronischen Tubencatarrhs eine Muskelhypertrophie im M. tensor veli palatini beschrieben worden.

Auch langgestreckte hämorrhagische Infarcte kommen in den Tubenmuskeln vor (Zaufal).

Processus mastoideus.

Zojà, Processus mastoideus und dessen Zellen. Ann. univers. 188. S. 241. Maggio, 1864. (Auszug von Theile in Schmidt's Jahrbüchern. Bd. 125. Heft 1. S. 33.) Schwartze und Eysell, Ueber die künstliche Eröffnung des Warzenfortsatzes. A. f. O. VII. S. 157. 1873 u. später. Buck, Diseases of the mastoid process. Archiv für Augen- und Ohrenheilkunde. III. 1. 1873. 2. 1874. Wendt, Archiv für Heilkunde von Wagner. XIII. S. 424—427.

Allgemeine Bemerkungen.

Die Auskleidung der lufthaltigen Zellen des Processus mastoideus, deren Communication mit der Paukenhöhle Valsalva***) zuerst dargethan hat (von Sappey Canalis petromastoideus genannt) stellt eine unmittelbare Forsetzung der Schleimhaut der Paukenhöhle dar,

---

*) Linke's Sammlung. Band II. S. 183.
**) Bei Itard, Krankheiten des Ohres. Weimar, 1822. S. 94.
***) De aure humana. 1707. S. 17. Nach Buck ist der Zugang von der Paukenhöhle in das Antrum mastoideum zuweilen doppelt (l. c.).

besitzt aber kein Flimmerepithel und unterliegt ähnlichen pathologischen Veränderungen wie diese. Besonders im Antrum mastoideum finden sich fast immer genau dieselben pathologischen Zustände wie in der Paukenhöhle, während die übrigen Hohlräume davon frei bleiben können oder in ihnen wenigstens die Veränderungen nicht in gleicher Intensität und Form wahrzunehmen sind. Bei der ungleichen Entwicklung und dem wechselvollen Verhältniss zwischen compacter und spongiöser Knochensubstanz im Warzenfortsatz ist es zuweilen schwierig im gegebenen Falle bestimmt zu entscheiden, ob ein pathologischer oder physiologischer Befund vorliegt.

Primäre und isolirte Erkrankungen des Warzenfortsatzes kommen überhaupt nur selten vor; secundäre häufig bei Krankheiten der Paukenhöhle und des Gehörgangs. Caries und Necrose bleibt im Kindesalter gern auf den Warzenfortsatz beschränkt, während in der Paukenhöhle nur citriger Catarrh besteht.

Missbildungen. Völliger Defect des Fortsatzes findet sich neben anderen tieferen Missbildungen im Schläfenbein bei angeborener Taubstummheit.

Die äussere Gestalt und Grösse des Warzenfortsatzes ist äusserst variabel. Wildberg*) hat seine Spitze rabenschnabelartig gebogen gefunden, vom Ansehen des Proc. coracoideus am Schulterblatt.

Auch die Grösse und Form der lufthaltigen Warzenfortsatzzellen unterliegt grossen Verschiedenheiten; sogar in beiden Fortsätzen desselben Individuums sind sie selten übereinstimmend. Sie können individuell mehr oder weniger entwickelt sein. Hyrtl**) fand unter 600 Schädeln 3 mal, dass sich auch das Occiput an der Bildung der Hohlräume betheiligte. Constant ist als grösserer Hohlraum nur das Antrum mastoideum vorhanden, welches beim Kinde sehr oberflächlich liegt, dicht hinter und über der äusseren Ohröffnung.

In der normal einige (2—6) Mm. dicken Corticalis sind zuweilen verdünnte Stellen oder angeborene Ossificationslücken, mitunter von solcher Grösse, dass man die Spitze des kleinen Fingers hineinlegen kann. Dieselben können zur Entstehung eines Hautemphysems hinter dem Ohr Veranlassung geben.

Trennung des Warzentheils von dem übrigen Schläfenbein sah Meckel wiederholt.

Hyperämie und Hämorrhagie. Diffuse Hyperämie der Schleim-

---

*) Versuch einer anat. physiol. pathol. Abhandl. über die Gehörwerkzeuge des Menschen. S. 14. Note h.
**) Wiener med. Wochenschrift. 1860.

hautauskleidung ist häufig bei gleichzeitiger Hyperämie der Paukenhöhle, in allen Graden von gelbröthlicher Farbe bis zum blauschwarzen Aussehen.

Hämorrhagien als hämorrhagische Infiltration der Schleimhaut und als Blutergüsse auf die Oberfläche der Schleimhaut, besonders bei Typhus und nach Trauma (Schlag auf den Kopf, Schädelfractur).

Catarrhalische Entzündung der pneumatischen Knochenzellen. Die Schwellung und Verdickung der mucös-periostealen Auskleidung des Antrum und der Warzenzellen kann bei geringer Entwicklung der Knochenzellen leicht zur vollständigen Ausfüllung des Lumens derselben führen. Die Schleimhaut gewinnt dabei durch seröse Infiltration ein sulziges, gallertartiges Aussehen und die Knochenräume, welche im normalen Zustande Luft enthalten sollen, erscheinen von einer pulpösen röthlichen Masse erfüllt. Die Communication des Antrum mastoideum mit der Paukenhöhle kann dadurch ganz aufgehoben erscheinen oder nur durch einen schlitzförmigen Spalt erhalten sein. Bei geringerer Schwellung (Faltenbildung, kolbenförmige Lappen etc.) kann der restirende Hohlraum ganz oder zum Theil von Exsudat erfüllt sein (Serum, Schleim, Eiter). In den meisten Fällen ist gleichzeitig die Paukenhöhle entzündet, jedoch kommt auch eine selbstständige Entzündung in den Zellen vor, ohne von der Paukenhöhle fortgeleitet zu sein und ohne Perforation des Trommelfells. Durch mündliche Mittheilung ist mir ein Sectionsfall aus dem Beobachtungskreise von Prof. Zaufal bekannt, wo eine isolirte Abscessbildung in den Warzenzellen ohne Caries und ohne Betheiligung der Paukenhöhle zu Sinusphlebitis mit lethalem Ausgange führte.

Wendt fand in einem Falle von Croup des ganzen Mittelohrs bei Variola auch in den Warzenzellen echte Croupmembran neben beträchtlicher zelliger Infiltration des bindegewebigen Stroma der Schleimhaut.

In Folge chronischer catarrhalischer Entzündung kommt es oft zur Bildung von Pseudomembranen innerhalb der Zellen, durch welche ein Abschluss gegen die Paukenhöhle herbeigeführt werden kann, und welche zur Bildung von grösseren cystenartigen Räumen mit schleimigem oder serösem Inhalt Veranlassung geben können durch Abschliessung eines bestimmten Abschnittes der Knochenzellen. In diesen neugebildeten Membranen kommen Verkalkungen und Verknöcherungen vor, wie bei solchen innerhalb der Paukenhöhle. Bei Retention von Eiter in den Warzenzellen bilden sich Cholestearinkrystalle, oft in grosser Masse neben Körnchenzellen, flüssigem Fett und Detritus.

Periostitis externa. Das äussere Periost des Warzenfortsatzes wird zuweilen von primärer Entzündung befallen, ohne dass gleichzeitig die Hohlräume des Mittelohrs erkrankt sind. Es kann zur Eiteransammlung zwischen Periost und Knochen, superficieller Necrose der Corticalis und nach Durchbruch des abgelösten Periostes zu subcutanen Abscessen kommen. Auf die hintere-obere Wand des Gehörganges, die bei Lebzeiten immer dabei Röthung und Schwellung zeigt, kann die Periostitis übergreifen (Präparat in der Sammlung des Prof. Zaufal).

Eine solche primäre Periostitis externa ist relativ selten im Gegensatz zu der grossen Häufigkeit secundärer Periostitis bei Caries und Necrose der Warzenzellen (s. unten).

Uebrigens führt die eitrige Periostablösung, wenn sie nicht ausgedehnt war, nicht immer zur Necrose.

Abscedirende Lymphdrüsen auf dem Warzenfortsatze (Glandulae subauriculares) mit fistulösen Gängen unter der Haut dürfen nicht mit periostitischen Abscessen verwechselt werden. Auch bei Vereiterung der Parotis kann ein Fistelgang bis zur Gegend des Warzenfortsatzes führen und hier zu Tage treten, ohne dass der Knochen an dem Eiterungsprocess betheiligt ist.

Caries und Necrosis entsteht häufiger im Warzenfortsatz als an irgend einer anderen Stelle des Schläfenbeins, am häufigsten im Kindesalter. Die Ursache dieser Häufigkeit liegt in den anatomischen Verhältnissen, welche der Eiterretention resp. der Eindickung und Verjauchung des Eiters bei eitriger Entzündung der mucös-periostalen Auskleidung der Zellen in hohem Grade günstig sind.

Kommt es durch letzere zur Geschwürsbildung, so betheiligt sich bald der von seinem Periost entblösste Knochen an der moleculären Gewebsnecrose (Caries).

Neben der Caries des Warzenfortsatzes zeigt sich fast immer die hintere Wand des Gehörganges rauh und durchbrochen.

Nicht selten finden sich, wenn grössere Knochentheile bei gänzlicher Aufhebung der Nahrungszufuhr zu denselben brandig abgestorben sind, grössere Sequester völlig gelöst innerhalb einer grossen cariösen mit wuchernden Granulationen erfüllten Höhle in dem Fortsatz bei noch erhaltener Corticalis.

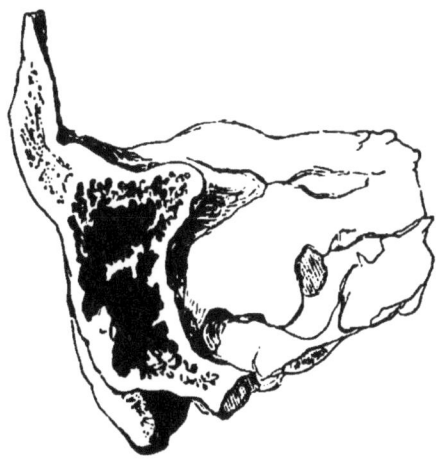

Fig. 63.

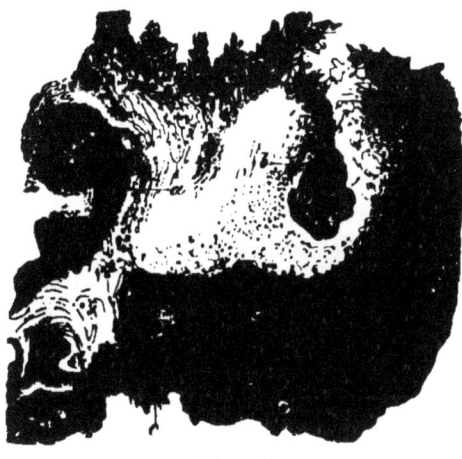

Fig. 64.

In solchen Fällen von centraler Necrose des Fortsatzes ist ganz unzweifelhaft die Erkrankung der mucösperiostalen Auskleidung der Warzenzellen und nicht Periostitis externa die Ursache der Necrose gewesen.

Findet der jauchige Eiter keinen genügenden Abfluss nach der Paukenhöhle, so kommt es zum fistulösen Durchbruch der knöchernen Wände oder Kloakenbildung. Die Fistelöffnung in der Corticalis kann bestehen, ohne dass der Hautüberzug des Fortsatzes sich bemerkbar verändert zeigt. Mitunter wird dieselbe durch Granulationen durchwuchert und ausgefüllt, welche Fluctuation vortäuschen können, ohne dass sich bei der Inci-

Fig. 63. Centrale Caries necrotica des Processus mastoideus. Gelöster Sequester innerhalb der Höhle. Völlig erhaltene Corticalis.

Fig. 64. Gelöster Sequester im Proc. mastoideus, durch eine grosse cariöse Oeffnung (b) in der Corticalis sichtbar. Bei a cariöse Oeffnung in der hintern Wand des Gehörgangs, mit der Höhle des Warzenfortsatzes communicirend. Bei c cariöse Oeffnung an der unteren Seite der Pars mastoidea. Nach Kuh, Klin. Beitr. etc. Breslau, 1847.

sion Eiter vorfindet. Am häufigsten münden die Fistelgänge in dem Hautüberzuge der äusseren Fläche des Fortsatzes oder der hinteren-oberen Wand des äusseren Gehörganges, seltener an der unteren Seite des Warzentheiles mit tiefliegenden Eitersenkungen am Halse; sie können aber auch in die hintere oder mittlere Schädelgrube durchbrechen und so lethale Folgekrankheiten herbeiführen (Meningitis, Sinusphlebitis mit Pyämie). Von besonderer Bedeutung ist hierbei die gefahrvolle Nähe des Sinus transversus, dessen knöcherne Scheidewand durch Caries oft durchbrochen gefunden wird.

Ehe die Fistelgänge die Haut durchbrechen, kommt es zu Senkungsabscessen, hinter oder unter der Ohrmuschel oder im Gehörgang. Dieselben können sich ausdehnen bis zur Mittellinie des Occiput oder dem Verlaufe der tiefen Halsfascie folgend, selbst die Pleura erreichen. Ganz kleine Sequester können durch Resorption, d. h. durch den zehrenden Einfluss der Granulationen sehr langsam verschwinden. Nach spontaner Ausstossung der Sequester, an denen sich oft bei Vorhandensein der Suturen genau die Localität bestimmen lässt, von der sie stammen, durch die Fistelgänge oder nach künstlicher Entfernung, erfolgt bei nicht dyskrasischen Individuen oft überraschend schnell die natürliche Heilung in der Weise, dass sich die ganze Höhle im Warzenfortsatz mit Granulationen füllt, welche nach und nach in ossificirendes Bindegewebe umgewandelt wird (Eburneation), mit Hinterlassung einer tief eingezogenen Knochennarbe. In anderen Fällen überziehen sich die Wände des pathologischen Hohlraumes und des Fistelganges mit einer durchaus glatten, gelbweissen, schleimhautartigen Membran, welche das vollständige Verschwinden dieser Höhlen dauernd verhindert. Die Ausmündung in der Haut pflegt sich dann durch eine schwärzliche, verhärtetem Cerumen nicht unähnliche Masse pfropfartig zu verstopfen, welche einen natürlichen Schutz gewährt gegen das Eindringen äusserer Schädlichkeiten. Die microscopische Untersuchung dieser schwarzen Pfröpfe zeigt Epithelien, Cholestearintafeln, Detritus.

Kommt es nicht zur Exfoliation eines grösseren Knochenstückes, so zieht sich der Krankheitsprocess viel mehr in die Länge, und der Warzenfortsatz kann nach und nach vollständig oder theilweise durch die Caries verloren gehen. Krukenberg*) hat zuerst darauf aufmerksam gemacht, dass sich an Stelle des Knochens zuweilen eine weiche, gleichförmige, käsige Masse befindet, welche mit dem Messer leicht zu durchschneiden ist (käsiger Schwund). Gleichzeitig kann der Warzenfortsatz von aussen durch Hautödem angeschwollen erscheinen.

Eburneation (Sclerose) ist eine häufige Folge chronischer Mittelohrentzündungen, besonders eitriger, und kommt in allen Lebensaltern vor, auch schon im zartesten Kindesalter. Die lufthaltigen Knochenzellen verengen sich nach und nach und schwinden schliesslich vollständig; auch die Diploë zwischen Tabula externa und interna an der Spitze und inneren Wand des Fortsatzes füllt sich mit Knochenmasse aus. Die Corticalis wird verdickt durch Knochenauflagerung auf die äussere Oberfläche.

Auch ohne andere Residuen voraufgegangener Entzündung des Mittelohres findet sich Sclerose im Warzenfortsatz, besonders oft im höheren Alter, und nach constitutioneller Syphilis.

Fractur. Bei Schädelfracturen kann die Fissur durch den Processus mastoideus und die hintere-obere Gehörgangswand gehen, ohne das Trommelfell zu beschädigen.

Neubildungen. Die auf dem Warzenfortsatz liegende Lymphdrüse kann sich entzünden, hyperplasiren und zur Bildung einer bedeutenden Geschwulst (Lymphom), Veranlassung geben. Die Entzündung dieser Drüse kommt vor bei und nach acuten Exanthemen, mitunter sehr acut, unter Fieber und heftigen Schmerzen. Die Geschwulst kann eine sehr bedeutende Grösse erreichen — ich selbst habe sie bis zu Faustgrösse gesehen —, fühlt sich hart an, und ist bei leisester Berührung ausserordentlich schmerzhaft. Die überliegende Haut kann sich mitentzünden und infiltrirt sein. Concremente von kreideartiger Beschaffenheit hat Arnemann bei Lues in den Warzenzellen häufiger gesehen.

Polypen entstehen gern an der Stelle, wo die Paukenhöhle in die Warzenzellen übergeht. Aber auch in den Zellen selbst findet man polypenartige Wucherungen der Schleimhaut, meist von geringer Grösse, zuweilen in grosser Anzahl.

Dass fibröse Polypen, die in den Warzenzellen wurzeln, „mitunter durch nach Exfolation cariöser Knochenstücke zu Stande gekommene Lücken hinter der Ohrmuschel zu Tage

---

*) Jahrbücher der ambulatorischen Klinik zu Halle. Bd. II. S. 214.

treten", wie J. Gruber angiebt (Lehrbuch S. 593) habe ich bisher nie gesehen. Vielleicht liegt eine Verwechslung mit malignen Tumoren vor.

Cholesteatom hat seinen häufigsten Sitz im Antrum mastoideum. Das Nähere S. 18.

Epithelialkrebs kann primär im Warzenfortsatz entstehen, und unter stechenden Schmerzen mit einer rothen und steinharten Anschwellung des Warzenfortsatzes beginnen. Aus einer etwaigen Incision oder nach spontanem Aufbruch entsteht ein jauchendes Geschwür, welches sich schnell vertieft und zu häufig wiederkehrenden Blutungen Veranlassung giebt. Nach einigen Monaten dehnt sich die harte Infiltration der umgebenden Lymphdrüsen auch auf die Vorderohrgegend (Lymphdrüsen in der Parotis) aus.

Inneres Ohr. Hörnerv.

T. C. Mürer, De causis cophoseos surdo-mutorum indagata difficilibus. Comment. brevis sectionibus cadaverum ut plurimum illustrata. C. tab. lithogr. Haffniae, 1825. Saissy, Essai sur les maladies de l'oreille interne. 1827. Uebersetzt von Fitzler. Ilmenau, 1829. (Handelt vorzugsweise von Krankheiten des mittleren Ohres). Platner, De auribus defectivis. Diss. inaug. anat. pathol. Marburg, 1838. (Mit Tafel). Bochdaleck, Einige patholog.-anatomische Untersuchungen der Gehör- und Sprachwerkzeuge von Taubstummen, als Beitrag zur Pathologie des Gehörsinns. 1839. (Abdruck in Schmalz, Beiträge. Heft 2. S. 124—156). Toynbee, Descriptive Catalogue etc. London, 1857. S. 75. Menière, Gazette médicale de Paris. 1861. S. 598. Voltolini, Virchow's Archiv. XXII. 1, 2. Die Krankheiten des Labyrinths und des Gehörnerven. (Abhandlungen der Schlesischen Gesellschaft. Naturw.-med. Abth. 1862. Heft 1.) Michel, Memoires sur les anomalies congénitales de l'oreille interne. Gaz. méd. de Strassbourg. 1863. No. 4. Samuel Moos, Plötzliche Taubheit. Wiener med. Wochenschrift. 1863. No. 41—43. Politzer, A. f. O. II. S. 86. Ueber Läsion des Labyrinthes. 1867. Hinton, Observations on some of the affections classed as nervous deafness. Guy's Hosp. Reports. XIII. S. 152. 1868. Voltolini, Kopfverletzung; vollständige Taubheit. Autopsie. M. f. O. 1869. S. 109. Gruber, Lehrbuch der Ohrenheilkunde. 1870. S. 613—621. A. Böttcher, Ueber die Veränderungen des Labyrinths etc. in einem Fall von Fibrosarcom des Nerv. acusticus. Archiv f. A. u. O. Bd. II. 2. Abth. Vgl. auch A. f. O. VI. S. 279. 1871. S. Moos, Arch. f. A. u. O. II. S. 24, III. S. 84, V. S. 245.

Allgemeine Bemerkungen.

Primäre Erkrankungen des acustischen Endapparates und der Knochenkapsel des Labyrinthes scheinen sehr viel seltener vorzukommen als Erkrankungen des Mittelohrs. Ob dies thatsächlich der Fall ist, oder ob diese Seltenheit nur scheinbar ist wegen der verborgenen Lage und der Schwierigkeit der Untersuchung, bleibt zu erforschen.*)
Secundäre Circulations- und Ernährungsstörung im Labyrinthe bei Erkrankungen des Mittelohres und des Gehirns sind häufiger nachgewiesen. Die bisherige Annahme einer isolirten Ernährung des Labyrinthes durch das in sich abgeschlossene Gefässgebiet der A. auditiva interna**), welche für die Erklärung der scheinbaren Seltenheit pathologischer Veränderungen in demselben verwerthet wurde, ist neuerdings durch den Nachweis directer Gefässverbindungen zwischen dem Mittelohre und dem Labyrinthe durch die innere Paukenhöhlenwand hindurch zweifelhaft geworden. Politzer***) glaubt sich an Durchschnittspräparaten durch das Promontorium von solchem directen Gefässzusammenhang zwischen Paukenhöhle und Labyrinth mit Bestimmtheit überzeugt zu haben. Die anderweitige Bestätigung dieser Thatsache, soweit sie einen anderen Zusammenhang der Gefässgebiete als durch capillare Wege betrifft, fehlt vorläufig.

Henle rechnet das Gehörlabyrinth zu den Pseudo-Lymphräumen. Nach Hasse steht der endolymphatische Raum durch den Aquaeductus vestibuli (Ductus endolymphaticus) in Verbindung mit dem Liquor cerebralis, während der perilymphatische Raum durch den Aquaeductus cochleae (Ductus perilymphaticus) wahrscheinlich in Zusammenhang mit dem Jugularlymphsystem steht. Schwalbe†) dagegen sah den Raum zwischen dem knöchernen und häutigen Labyrinth sich füllen vom Subarachnoidealraum aus durch den Porus acusticus internus.

Die Venae auditivae internae, die mit der gleichnamigen Arterie und dem Acusticus im Porus acust. int. verlaufen, ergiessen ihr Blut in das untere Ende des Sinus petrosus inferior oder des Sinus transversus. Die in dem Aquaeductus vestibuli enthaltene Vene, welche aus Aesten der Bogengänge zusammengesetzt wird, gelangt in den Sinus petrosus superior, direct oder durch Vermittlung einer Vena meningea media (Henle).

Der N. acusticus entspringt in der Medulla oblongata mit 2 Wurzeln. Die eine Wurzel kommt aus Ganglienzellen am Boden der

---

*) Deiters (Untersuchungen über die Lamina spiralis membranacea. Bonn, 1860) sagt S. 11: „dass er sehr gewöhnlich in der Lamina spiralis membranacea bei sonst gesunden Individuen pathologische Veränderungen vorfand, namentlich fettige Degeneration, und dass beim Menschen nur selten ein vollkommen normales Exemplar zur Untersuchung komme".
**) Hyrtl fand bei Injection der A. auditiva interna und meningea media mit Wasser verschiedener Farbe, dass das Labyrinth allein in der Farbe der A. auditiva erschien, der Rest des Schläfenbeins in der Farbe der A. meningea media. (S. Henle, Gefässlehre. Braunschweig, 1876. S. 217.)
***) A. f. O. XI. S. 237.
†) Med. Centralblatt. 1869. No. 30.

Rautengrube (centraler Acusticuskern, Stieda), die zweite Wurzel entspringt mit sehr dicken Fasern aus einem grosszelligen Ganglienkern im Crus cerebelli ad medullam oblongatam (lateraler Acusticuskern, Stieda), und besitzt bald nach ihrem Austritt aus der Medulla ein kleines Ganglion. Die Wurzeln vereinigen sich bald zu einem gemeinsamen Stamm. Den Weg der Acusticusfasern im Cerebellum kennen wir nicht. Nach Meynert soll eine Kreuzung der Wurzelfasern des Acusticus stattfinden.

Zur Conservirung der häutigen Labyrinthgebilde, die sich übrigens post mortem länger und besser conserviren, als man im Allgemeinen anzunehmen geneigt ist*), und zur Vorbereitung behufs microscopischer Untersuchung sind in Gebrauch:

1) Einlegen in absoluten Alcohol nach voraufgegangener Erweichung des Knochens in verdünnter Salzsäure (Henle).

2) Einlegen in Chromsäure und chromsauren Kali (Müller'sche Lösung).

3) Einlegen in eine Lösung einer von selbst erhärtenden Substanz (Leim nach Böttcher, concentrirte Gummilösung nach Löwenberg, Leimglycerin (1:1) nach Klebs).

Für den anatomischen Nachweis von Atrophie der Nervenfasern im Nervenendapparat wird die Goldchloridreaction benutzt.

Zur Untersuchung der Schnecke giebt Waldeyer**) folgende Vorbereitungsmethode: „Nach Eröffnung des Gehäuses an mehreren Stellen, wird die Schnecke 24 Stunden in ein grosses Quantum von Chlorpalladium-Lösung (0,001 pCt.) oder Ueberosmiumsäure (0,2—1 pCt.) gebracht. Dann 24 Stunden in absoluten Alcohol. Danach Entkalkung durch Chlorpalladium (0,001 pCt.) mit $^1/_{16}$ Theil Salzsäure oder Chromsäure ($^1/_4$—1 pCt.). Nach der Entkalkung wieder in absoluten Alcohol."

Auch in Müller'scher Flüssigkeit erhärtete Schnecken können mit Vortheil in der von Waldeyer angegebenen Weise entkalkt werden (Steudener).

Missbildungen.

Ausser der S. 22 angeführten Literatur über Missbildungen des Ohres im Allgemeinen, handeln speciell von den Missbildungen des inneren Ohres:

Mundini, Anatomia surdinati. S. 422. De labyrinthi auris content.
Roederer, Descript. foetus paras., in Comment. societ. Goetting. IV.
Meckel, Handbuch der pathol. Anatomie. Bd. I. J. G. Müller, Annalen für ges. Heilkunde. 1832. (Sectionsbefunde der Gehörorgane einiger Taubstummen.) Ed. Cock, Med. chir. Transactions. Vol. XIX. 1837. Thurnam ibid. Nuhn, Dissert. de vitiis, quae surdo-mutitati subesse solent. Heidelberg, 1841. Michel, Mittheilung an die französische Akademie. 1855. Helie (Nantes), Archiv. génér. de med. XII. 485. Buhl und Hobrich, Beitrag zur Entwicklungsgeschichte des inneren Ohres, entnommen aus Missbil-

---

*) Böttcher, A. f. A. u. O.
**) Stricker's Handbuch. II. S. 958.

dungen desselben. Zeitschrift für Biologie. 1867. Schwartze, A. f. O. V. S. 296. 1870. Voltolini, Monatsschrift f. O. 1870. No. 9. Section des Gehörorgans eines Hemicephalus.

Missbildungen. Das ganze Labyrinth kann vollständig fehlen*) oder unvollständig entwickelt sein. Im letzteren Fall fehlen einzelne Theile (Halbzirkelcanäle**), Schnecke) oder sind nur rudimentär***), oder das ganze Labyrinth stellt eine einzige Höhle resp. gekrümmten Canal dar ohne Communication mit der Paukenhöhle†).

Ungleichheit der Grösse und Form einzelner Theile im Labyrinth ist sehr gewöhnlich, aber immer sind die Formen, wie Meckel schon behauptete und wie Claudius bestätigt hat, auf beiden Seiten gleich.

In einem Falle fand ich neben normaler Entwicklung des äusseren und mittleren Ohres, doppelseitiges Fehlen des knöchernen und häutigen Labyrinthes (Schnecke, Vorhof und Halbzirkelgänge). Der Stamm des Acusticus endete nach seiner Theilung mit einer neuromartigen Anschwellung (schmale, nach den verschiedensten Richtungen sich kreuzende Nervenfasern, dazwischen eine geringe Menge lockeren Bindegewebes) innerhalb des Knochens, welche zum Theil adhärirte an der Fussplatte des normal beweglichen Steigbügels. Die Möglichkeit einer auf das Labyrinth beschränkten Missbildung erklärt sich leicht aus der Entwicklungsgeschichte. Während das Labyrinth aus der Labyrinthblase in der Gegend des Hinterhirns entsteht, entwickeln sich das mittlere Ohr und der äussere Gehörgang aus der ersten Kiemenspalte, die Gehörknöchelchen aus dem ersten und zweiten Kiemenbogen. Der das Gehirn und die Labyrinthblase verbindende Hörnerv entwickelt sich selbstständig.

Angeborener Defect der Hörnerven ist äusserst selten

---

*) Saissy, Uebersetzung. S. 173. Aeusseres Ohr, Trommelfell und Tuba Eustachii normal gebildet. Paukenhöhle voll Schleim. Gehörknöchelchen, Labyrinthfenster und alle Theile des Labyrinthes fehlten.
**) Mürer, l. c. Paukenhöhle, Vorhof und Schnecke normal, nur die Anfänge der Halbzirkelcanäle vorhanden. An Stelle derselben spongiöser Knochen. — Mehrere Fälle von Bochdalek (l. c. Fall 3, 4, 6), Voltolini (Virchow's Archiv. XXVII.) und Anderen. Eigene Beobachtung aus dem Jahre 1867 bei einem Kinde mit Rhachitis und prämaturer Synostose des Schädels.
***) Schnecke mit $1\frac{1}{2}$—2 Windungen, ohne Modiolus oder ohne Lamina spiralis; die Halbzirkelcanäle erweitert oder verengert, im mittleren Theil unwegsam oder blind endigend.
†) Röderer, Saissy.

und ist nur neben gleichzeitigem Defect der Labyrinthe gefunden worden. Der Meat. auditorius internus findet sich um so kleiner, je frühzeitiger die Bildungshemmung eintritt.

Anämie im Labyrinthe, deren anatomische Beurtheilung sehr schwierig sein dürfte, ist nach schweren depascirenden Krankheiten und bei allgemeiner Anämie bei Abwesenheit anderer pathologischer Alteration in den Gehörorganen als Ursache von Functionsstörungen angenommen, wo es vorläufig zweifelhaft bleiben muss, ob diese nicht mit demselben Recht auf die Alteration der intracraniellen Circulation resp. auf eine unvollkommene centrale Perceptionsfähigkeit zu beziehen sind. Anämie ist sichere Folge von Verengerung (Endarteritis chronica)*) und Embolie der A. auditiva interna, resp. A. basilaris, welche letztere in einem Falle als Ursache plötzlicher Taubheit von Prof. Friedreich (Heidelberg) durch die Section nachgewiesen worden ist, auch von Aneurysma der A. basilaris und carotis.

Hyperämie im Labyrinthe in den verschiedensten Graden von netzartiger Injection bis zu diffuser Röthe, auf einzelne Abschnitte (Vorhof**), Schnecke***) beschränkt oder in allen Theilen gleichmässig, kommt vor:

1) Bei einigen fieberhaften Allgemeinerkrankungen (Typhus, Puerperalfieber, acuter Tuberculose und Vergiftungen mit Kohlenoxydgas).

2) Neben acuten und chronischen Entzündungen der Paukenhöhle.

3) Neben intracraniellen Hyperämien und Blutstauungen (Meningitis).

4) Als Stauungshyperämie bei Störungen der Circulation, (Herzfehler, Lungenemphysem), durch Druck auf die Halsvenen bei Geschwülsten, besonders Struma und Lymphdrüsentumoren, durch Druck auf die Hirnsinus, welche das venöse Blut des Labyrinths abführen (Tumoren), durch Thrombose und Phlebitis des Sinus petros. superior.

5) Als Folge vasomotorischer Innervationsstörungen bei Hysterischen.

---

*) Ob die von Heubner von den Gehirnarterien beschriebene Endarteritis luetica auch an der Auditiva interna vorkommt, ist mir unbekannt.
**) Hinton, Supplement zu Toynbee's Diseases of the ear. S. 461 (bei hereditärer Syphilis).
***) Toynbee, Catalogue No. 512 (bei constitutioneller Syphilis).

Am häufigsten ist die Hyperämie im Labyrinthe erwähnt in Verbindung mit entzündlichen Affectionen der Paukenhöhle (Hinton l. c. allein 41 mal). Nach eigener anatomischer Erfahrung muss ich hinzufügen, dass selbst bei den hochgradigsten acuten Entzündungen in der Paukenhöhle eine gleichzeitige Hyperämie im Labyrinth nur ausnahmsweise anzutreffen ist.

Hämorrhagie. Ecchymosen in den häutigen Labyrinthgebilden finden sich neben Hyperämien (Typhus, acute Tuberculose, Variola). Blutergüsse*) in die Labyrinthhöhle und das häutige Labyrinth entstehen bei Fracturen des Felsenbeins, durch heftige Contusionen des Schädels ohne Fractur**), bei Atherom der Arterien, bei Herz- und Nierenaffectionen, bei acuter Tuberculose, bei Typhus, Scharlach, Masern, nach Toynbee auch bei Mumps und Arthritis. Die bei Fissuren gesetzten Extravasate können eitrig zerfallen und nach Erguss des Eiters durch den Porus acust. int. Meningitis basilaris erzeugen.***) Pigmentanhäufungen dürfen nur in extremen Fällen als pathologisch angesehen werden. In geringen Graden findet sich bei Erwachsenen Pigment so häufig†) an verschiedenen Theilen der Labyrinthauskleidung, besonders in der Schnecke, wo notorisch keine merkbaren Functionsstörungen bestanden, dass es vielleicht zum normalen Befunde zu rechnen ist.

Entzündung und deren Ausgänge. Das Vorkommen einer selbstständigen und primären, nicht traumatischen Entzündung des häutigen Labyrinthes war anatomisch bisher nicht mit Sicherheit erwiesen.††) Von dem als solche gedeuteten Menière'schen Falle („exsudation sanguine" in Halbzirkelcanälen und Vorhof) bleibt zweifelhaft, ob es sich nicht um eine einfache Hämorrhagie gehandelt hat. Mit frischen Labyrinthentzündungen sterben die

---

*) Toynbee, Catalogue. Fall 711, 738, 752.
**) Moos (A. f. A. u. O. Bd. II. S. 24) fand bei Schussfractur des Warzenfortsatzes und äusseren Gehörganges neben eitrigem Catarrh des Mittelohrs mit Perforation und Synechie des Trommelfells einen Bluterguss in das häutige Labyrinth und eine hämorrhagische Infiltration des Perineuriums der zwischen der Lamina spiralis ossea gelegenen Nerven mit absoluter Taubheit.
***) Politzer, A. f. O. II. S. 88.
†) Kölliker, Gewebelehre. (1852). § 234 und § 235. Lucae, Virch. Arch. Bd. 29. S. 10.
††) Nach Heidenreich (Canstatt's Jahresbericht pro 1846) soll das Vorkommen einer selbstständigen acuten Entzündung des Labyrinths bei der Section erwiesen sein durch Biechy und Batissier (Revue des spécial. etc. méd. chirurg. Juillet. Revue méd. S. 587). Mir stand das Original nicht zur Einsicht zu Gebot.

Kranken äusserst selten und deshalb ist nur durch einen Zufall die Möglichkeit gegeben, das anatomische Dunkel zu lichten. Durch den nachstehenden Fall, der mir im Sommersemester 1877 zur Beobochtung und Section kam, ist das Vorkommen einer primären acuten eitrigen Entzündung des Labyrinthes ohne Complication mit Eiterung des Mittelohres wohl über jeden Zweifel erhaben.

32jährige Frau, von schwächlicher Constitution, hatte wegen constitutioneller Syphilis abortirt und eine Schmierkur durchgemacht, blieb danach anämisch. Klagt einige Wochen über rechtsseitigen Kopfschmerz, dann Ohrschmerz, Schwindel, schwankenden Gang, heftige Ohrgeräusche, häufiges Erbrechen. Objectiv Hyperaemie des rechten Trommelfells. Wegen Zunahme des Ohrschmerzes Paracentese ohne Entleerung von Eiter. Besserung für einige Tage. Dann unter Zunahme der Kopfschmerzen und schneller Temperatursteigerung bis auf 40,5 die gewöhnlichen Symptome der acuten Meningitis purulenta.

Sectionsbefund: Diffuse Meningitis purulenta an der Basis und Convexität. Keine Caries am Schläfenbein, kein Eiterbelag an den Nervenstämmen im Porus acusticus internus. Trommelfell nicht perforirt (Punctionsstelle verheilt), in der Schleimhautplatte wenig verdickt. Paukenhöhle ohne Eiter, von normalem Aussehen. Im Labyrinth (Schnecke, Vorhof und Halbzirkelkanäle) serös-eitrige Flüssigkeit von milchigem Aussehn, die mikroskopisch nur stark verfettete Eiterzellen zeigt. Starke Füllung und Schlängelung der Gefässe in den Halbzirkelkanälen, noch stärkere in den Ampullen. Hier auch an einigen Stellen kleine Extravasate. Utriculus und Sacculus stark geschwollen, blutig roth und eitrig infiltrirt. Der Weg des Ueberganges der Labyrinth-Eiterung auf die Schädelhöhle nicht nachweisbar. Ausser einer mässigen Vergrösserung der Milz alle übrigen Brust- und Unterleibsorgane ohne besondere Veränderung, die mit der lethalen Krankheit in Beziehung gesetzt werden könnte.

Nach Beobachtungen an Lebenden ist wahrscheinlich, dass eine acute primäre und selbstständige Entzündung im inneren Ohr häufiger vorkommt und Voltolini*) ist auf Grund jener zu der Annahme geneigt, dass das kindliche Alter vorzugsweise zu einer solchen disponirt sei.

Secundäre Entzündungen des Labyrinthes sind gefunden neben gleichzeitigen Erkrankungen des Mittelohres (vorzugsweise eitrigen Catarrhen und Caries) oder des Gehirns; am häufigsten eitrige Entzündungen bis zur Erfüllung der ganzen Höhle mit Eiter und mit Zerfall der häutigen Gebilde, neben eitriger

---

*) M. f. O. 1867. S. 9—14. 1868. S. 91. 1870. S. 91, 103.

Entzündung der Paukenhöhle oder Hyperämie derselben.*) Die Fortleitung des Eiterungsprocesses von dem mittleren Ohr erfolgt am leichtesten bei eröffneten Labyrinthfenstern oder durch eine Fistel in der Labyrinthwand der Paukenhöhle. Aber auch ohne diese directe Vermittlung ist die Labyrinthhöhle mit Eiter erfüllt gefunden von Viricel**), ferner von Heller***) und Lucae†) bei Meningitis cerebro-spinalis. Heller ist mehr geneigt, die eitrige Entzündung im Labyrinth aufzufassen als eine dem Verlaufe des Neurilems des Acusticusstammes (Hyperämie mit Ecchymosen, Eiterzellen zwischen den Fasern) gefolgte Fortsetzung der Meningitis (Neuritis descendens). Eine Fortleitung der Eiterung in umgekehrter Richtung nach der Schädelbasis, aufsteigend am Neurilem des Acusticus, folgt nicht immer auf Labyrintheiterung, sondern der Eiter kann sich eindicken, verkäsen und ohne Nachtheil lange im Labyrinthe getragen werden. Dafür sprechen viele Fälle von Caries und schon ältere Befunde an Taubstummen.††) In anderen Fällen kommt es zu Necrose des Labyrinths. Wendt†††) fand bei geheilter Caries der Labyrinthwand eines Tuberculösen neben Detritus im Labyrinth einen Abschluss des inneren Gehörganges durch Bindegewebe, welcher einen natürlichen Schutz gegen die Fortleitung der Eiterung nach der Schädelbasis gebildet hatte. Die Nervenstämme im innern Gehörgang waren erhalten.

In geringeren Graden der Entzündung kommt es nicht zur Eiterung, sondern zu einer kleinzelligen Infiltration (Durchsetzung mit lymphoiden Körpern) des häutigen Labyrinthes, die Moos*†) bei Caries des Felsenbeins, bei Typhus, Variola und Scharlach neben gleichzeitiger Entzündung der Paukenhöhle beschrieben hat.

Dass durch andauernde intralabyrinthäre Drucksteigerung, wie sie nothwendige Folge vieler Erkrankungen des Mittelohres sein muss, Ernährungsstörungen im Nervenendapparat involvirt

---

*) Saissy, l. c. Uebersetzung. S. 175. Lucae, A. f. O. V. S. 190.
**) Citat bei Saissy. S. 175.
***) Heller, Deutsches Archiv für klinische Medicin. 1867. Band III. S. 482.
†) A. f. O. V. S. 188.
††) Memoirs of the medical society of London. Vol. III. S. 1.
†††) Fall 344a des Catalogs seiner Sammlung anatomischer Präparate.
*†) Moos, A. f. A. u. O. III. 1. S. 84. Ibid. V. S. 245 u. 246.

werden, ist in hohem Grade wahrscheinlich. Die anatomischen Nachweise solcher sind bisher sehr spärlich geblieben.

Als Ausgänge und Residuen chronischer Entzündung sind Schwellung, Verdickung, Atrophie des häutigen Labyrinthes, fettige Entartung des Cortischen Organes (Moos, vergl. A. f. O. IX. S. 298, 299), Bindegewebswucherung an den Säckchen im Vestibulum (Schwartze, A. f. O. IV. S. 245), Wucherungen des Bindegewebes zwischen knöchernem und häutigen Labyrinth, Erfüllung mit breiiger weiss-gelblicher, Detritus ähnlicher Masse oder mit röthlicher, weicher Gewebsmasse, Verkalkungen, Verknöcherungen*) und Hyperostosen, Anhäufungen von Pigment und Cholestearin, Veränderungen des Labyrinthwassers (hämorrhagisch**), gallertartig***), getrübt, vermindert, vermehrt) gefunden und gedeutet worden. Auch die abnorme Vermehrung oder Verminderung des Hörsandes (Otolithen), Kalkkrystalle in den Halbzirkelgängen und den Säckchen hat man auf entzündliche Vorgänge zurückgeführt.†)

Die Bedeutung dieser Kalkkrystalle und der oft massenhaft vorhandenen Corpora amylacea ist unaufgeklärt und dürfen sie jedenfalls nicht zur Erklärung bedeutender Functionsstörungen herangezogen werden. So fand Lucae††) in den Ampullen und Säckchen Fett- und Kalkmassen in einem Fall von acuter eitriger Entzündung des inneren Ohres, bei Meningitis epidemica, wo vor der lethalen Krankheit ein gutes Gehör constatirt war.

In einem anderen Falle fand Lucae†††) die häutigen Halbzirkelcanäle vollständig angefüllt mit Kalkkrystallen, ohne dass eine Entzündung im Ohre bestand.

Voltolini*†) ist der Ansicht, dass nicht allein die Vermehrung der Otolithen Folge eines „perversen Nerveneinflusses" sein könne (namentlich bei entzündlichen Zuständen des inneren Ohres, Caries), sondern dass auch abnorme Formen dieser Krystalle unter gleichen Einflüssen erzeugt werden. Gewöhnlich sind es an den Enden abgestumpfte sechsseitige Säulen, doch sah Krause†*) auch Octaeder, und Voltolini prismatische Säulen.

---

*) Hinton erwähnt eine Verknöcherung (?) des Sacculus. Moos (vergl. A. f. O. IX. S. 276, Fall 8) fand neben Ankylose der Gehörknöchelchen bei secundärer Syphilis Ablagerung von Kalkconcrementen auf den Säckchen im Vorhof und auf den häutigen Halbzirkelgängen.
**) Gruber, Lehrbuch. S. 617. Anmerkung.
***) Otto, l. c.
†) Pappenheim und Voltolini.
††) A. f. O. V. S. 189.
†††) Virchow's Archiv. XXIX. S. 44.
*†) Ibid. XXII. S. 126.
†*) Bock's Anatomie. 2. Aufl. II. S. 217.

Caries und Necrose.

Literatur zur Necrose des Gehörlabyrinthes: Wilde, Pract. Bemerkungen etc. Uebersetzung. S. 432. Menière, Gaz. med. de Paris. 1857. No. 50. v. Tröltsch, Virch. Arch. XVII. S. 47. Toynbee, A. f. O. I. S. 112 mit Nachtrag auf S. 158. Gruber, Allgem. Wiener med. Ztg. IX. 41—45. Voltolini, M. f. O. IV. S. 85. Schwartze, A. f. O. IX. S. 238. Böters, Inaugural-Dissertation. Halle, 1875. Dennert, A. f. O. X. S. 231. Lucae, ibid. S. 236.

In höchst seltenen Ausnahmsfällen kommt Caries auf das Labyrinth beschränkt vor, ohne dass in den übrigen Theilen des Schläfenbeins eine Spur davon zu bemerken ist. Eine ältere Beobachtung der Art (nebst Abbildung) rührt von Platner*) her, der eine cariöse Lücke in der Wand des hinteren Halbzirkelcanals bei sonst gesundem Gehörorgan gefunden hat. Bei cariöser Zerstörung der knöchernen Labyrinthkapsel an irgend einer Stelle kommt es durch Verlust des Labyrinthwassers und Verödung des Nervenendapparates stets zu unheilbarer Taubheit.

Auf das Labyrinth beschränkte Necrose ist häufiger beobachtet, von der beginnenden Demarkation an bis zur völligen Lösung und Ausstossung des abgestorbenen Knochenstückes. Besonders disponirt scheint das jugendliche Alter.

Am häufigsten beschrieben sind Fälle von necrotischer Ausstossung der Schnecke allein oder mit anhängenden Theilen der Halbzirkelcanäle. In anderen selteneren Fällen betrifft die Necrose das ganze Labyrinth, so dass also das ganze Stück der Pyramide, welches Schnecke, Vorhof und Halbzirkelcanäle umschliesst, aus seiner Verbindung gelöst und aus dem Ohr des Lebenden entfernt werden kann, wenn es nicht schon früher durch den Demarkationsprocess zu einer tödtlichen Erkrankung der Hirnhäute kommt. Der erste Fall der Art ist von Wilde publicirt worden.

Der gewöhnliche Weg, den der Sequester zur Ausstossung einschlägt, ist durch die Labyrinthwand der Paukenhöhle in diese und von da in den Gehörgang.

Niemetschek in Prag hat einen Fall beobachtet, wo das necrotische Labyrinth durch die Nase ausgestossen wurde.

In der Leiche ist die beginnende Labyrinthnecrose erkennbar an der auffallend weissen Farbe des Knochens an der betreffen-

---

*) Abgedruckt in Schmalz, Beiträge. I. S. 175.

den Stelle des Felsenbeins und an der umgebenden Demarkationslinie. Längs derselben ist der Knochen etwas erweicht oder

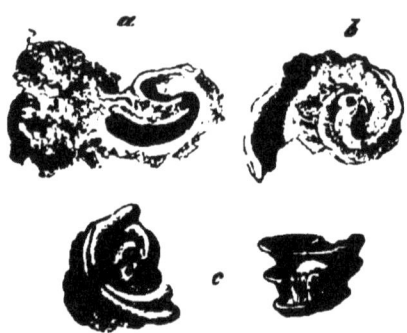

Fig. 65.

schon an einzelnen Stellen gelöst. Späterhin Knochenneubildung in der Umgebung. Die relative Häufigkeit circumscripter Labyrinthnecrose erklärt sich aus der gesonderten Entwicklung, gesonderten Ernährung und sehr frühzeitiger Verknöcherung des

---

Fig. 65. Bei Lebzeiten necrotisch ausgestossene Schnecken.
Fig. a zeigt in 3facher Vergrösserung einen völlig gelösten Sequester mit der Schnecke aus der Pyramide eines 2½ jährigen Kindes, welches durch tuberculöse Meningitis starb. Die Abbildung zeigt den Sequester von der oberen Fläche aus gesehen. An der Schnecke sieht man in die geöffnete obere Hälfte der ersten Windung, die rechts in die zweite übergeht. Links an der Abbildung ist ein noch erhaltener Rest von compacter Knochensubstanz zu erkennen, welche der vorderen Wand des Felsenbeins über dem Canalis caroticus entspricht. Vom Meatus audit. int. ist auf einer Kante der hinteren Seite des Präparates noch eine Andeutung erhalten. A. carotis und V. jugularis waren unverletzt.
Fig. b zeigt die necrotisch ausgestossene Schnecke eines 38jährigen Mannes. Der Modiolus ist mit seiner dem Meatus audit. int. zugekehrten Basis erkennbar. Von ihm geht eine Knochenzunge ab, die der inneren Wandung der ersten und äusseren Wandung der zweiten Schneckenwindung entspricht. Die Lamina spiralis ossea kann um das Präparat fast in ein und einer halben Windung verfolgt werden. Es erfolgte völlige Genesung bis auf complete Taubheit dieses Ohres und Schwindel bei heftigen Bewegungen. Keine Facialisparalyse.
Fig. c zeigt in zwei verschiedenen Ansichten (von der Spitze aus und von der Seite gesehen) die bei einer jungen Frau ausgestossene necrotische Schnecke mit dem ganzen Modiolus. Der Bau der Lamina spiralis ossea ist vorzüglich erhalten. Vergrösserung etwa dreifach.

Labyrinthes. Die Ursache liegt in den meisten Fällen in Caries der spongiösen Substanz der Pyramide, welche die compacte Labyrinthkapsel umgiebt oder in Periostitis purulenta im Labyrinthe, die wir als Folge von Paukenhöhleneiterung kennen; in den seltenen acut verlaufenen Fällen, wo keine langwierige Otorrhoe vorhergegangen ist, vielleicht in Embolie der A. auditiva interna.

Neubildungen im Labyrinthe. Bindegewebsneubildungen sind bereits erwähnt unter Entzündung. Exostosen sind mehrmals im Vorhof gefunden (von Toynbee 3 mal). Ein älterer Fall der Art ist von Platner beschrieben. (De auribus defectivis. Diss. inaug. Marburg, 1838. Mit Abbildung). In der Cupula der Schnecke fand Voltolini, Virchow's Arch. XXII. 1, 2, einen „fibro-musculären Tumor". Ein granulationsartiges Sarcom (?) im Vestibulum habe ich A. f. O. II. S. 285 beschrieben.

Im Vestibulum lag eine dunkelroth gefärbte Gewebsmasse, die dasselbe zum grössten Theil erfüllte.. Sie zerzupfte sich äusserst schwer und zeigte microscopisch neben sehr zahlreichen Gefässen ein Gewebe, das zum grössten Theil aus kleinen, meist runden oder ovalen Zellen mit verhältnissmässig sehr spärlicher faseriger Zwischensubstanz bestand. Kein Eiter im Vestibulum; dessen knöcherne Wände gesund bis auf eine erbsengrosse cariöse Stelle unterhalb desselben mitten in der sonst gesunden Pars petrosa.

Ob das Cholesteatom primär im Labyrinth entstehen kann, ist zweifelhaft. Böttcher vermuthet seinen Ausgang vom Epithel des Aquaeductus vestibuli. Das in der Paukenhöhle entstandene Cholesteatom kann secundär auf das Labyrinth übergehen.

In den häutigen Halbzirkelcanälen kommen knotenförmige oder hüglige Erhebungen des Pflasterepithels auf der Basalmembran (Papillen) vor, die von Lucae[*]) als pathologische Bildungen angesprochen sind, dagegen von Rüdinger[**]) als „normale Zotten" dieser Canäle beschrieben wurden, und ebenso neuerdings von Utz[***]) wegen ihres constanten Auftretens, der regelmässigen Vertheilung und Entwicklung als normale Gebilde bezeichnet sind.

Bei neugeborenen Kindern sind diese knotenförmigen Erhebungen nicht vorhanden.

Tuberculose des inneren Ohres (Schnecke, Halbzirkelcanäle), fortgeleitet von der Paukenhöhle aus, kommt nach

---

[*]) Virchow's Archiv. XXVII. S. 169.
[**]) A. f. O. II. 1867.
[***]) Beitrag zur Histologie der häutigen Bogengänge etc. München. 1875.

Schütz*) häufig bei Schweinen vor. Der Wucherungsprocess schreitet vom Labyrinth aus im Bindegewebe des N. acusticus fort und gelangt so in den inneren Gehörgang und in die Schädelhöhle.

Verletzungen. Das Labyrinth ist durch seine Lage und seine feste Knochenkapsel so geschützt, dass directe Verletzungen dasselbe nur höchst selten betreffen; häufig dagegen indirecte bei Schädelfracturen, welche sich durch das Felsenbein erstrecken und neben Bluterguss auch Zerreissungen des häutigen Labyrinthes zur Folge haben können. Directe Verletzungen durch das Eindringen von Nadeln oder anderen spitzigen Gegenständen in das innere Ohr mit Durchstossung der Labyrinthwand, Zersplitterung des Steigbügels und Zerreissung der Weichtheile im Vestibulum, sind nur in sehr geringer Zahl bekannt geworden. Ein Fall der Art ist Gaz. des hop. 1857. No. 130 mitgetheilt (Sectionsbefund: Blutextravasat auf dem Felsenbein, eitrige Meningitis). Bei einem Hunde fand man eine Grasähre durch Gehörgang und Pauke eingedrungen, bis in die Schnecke gerathen. Häufiger sind durch Eingiessen von concentrirten Mineralsäuren oder von geschmolzenem Metall in den Gehörgang, in verbrecherischer Absicht, Läsionen des inneren Ohres mit tödtlichem Ausgang herbeigeführt.**)

Bei Fissuren in der Pars petrosa, welche durch das innere Ohr gehen, erfolgt nur dann ein Ausfluss von seröser Flüssigkeit aus dem Ohr, wenn das Trommelfell gleichzeitig verletzt ist oder die Fissur auch die Gehörgangswand betroffen hat. Dass diese Verletzung nicht immer lethal verlaufen muss, ist oben, S. 15 angeführt. In allen Fällen folgt absolute Taubheit; erstreckt sich die Fissur durch beide Felsenbeine, wie es zuweilen vorkommt, doppelseitige.

Erkrankungen des Hörnerven. Congenitaler Defect des Hörnerven von seiner Eintrittsstelle in das Felsenbein an ist nur bei gleichzeitigem Defect des Labyrinthes constatirt. Erworbener Defect der Zweige des Hörnerven kommt in Folge von Entzündung und Neubildungen vor.

---

*) Virchow's Arch. Bd. 66. S. 93.
**) Osiander „über den Selbstmord S. 395" erzählt, dass eine Engländerin 6 Ehemänner nach einander dadurch umbrachte, dass sie ihnen im Schlafe geschmolzenes Blei ins Ohr goss.

Hyperämien des Neurilems zeigen sich als Leichenerscheinung, aber auch bei Neuritis (vergl. S. 128).

Alte und frische Apoplexien in und um den Hörnervenstamm sind nach Trauma und neben fettiger Entartung des Cortischen Organs (Moos) beobachtet.

Atrophie ist nur als secundärer Process im Hörnervenstamm und seinen Zweigen bekannt durch Erkrankung der Gehirntheile, von denen er kommt (Kleinhirn, Rautengrube, Medulla oblongata), bei Hydrocephalus internus, bei Apoplexie und Hirnerweichung, oder durch Atrophie der Theile, zu welchen er führt (Nervenendapparat)*), die sich öfters in Folge von Aufhebung der Function des peripherischen Schallzuleitungsapparats zu entwickeln scheint, durch Druck von Geschwülsten an der Schädelbasis, Hirntumoren, durch Blutextravasate im Porus acust. int., Periostose**) desselben, nach Neuritis.

Nach Erb***) soll auch bei Tabes Atrophie des Acusticus hier und da vorkommen. Mir ist aus eigener Anschauung kein solcher Fall bekannt geworden. Ob die von Duchenne und Bourdon beobachteten Störungen von Seiten des Acusticus†) abhängig waren von dem bis zur Gehirnbasis fortgeschrittenen Process, ist nicht erwiesen. Lucae, der Einzige welcher genauere Sectionsbefunde des Ohres bei grauer Degeneration des Rückenmarks mit Taubheit mitgetheilt hat (vergl. A. f. O. II. S. 305), berichtet negativen Befund im Nerven.

Nach langdauernder Aufhebung der Function des peripherischen Gehörapparates (vorzugsweise bei Ankylose des Steigbügels und gleichzeitigem Verschluss des runden Fensters) entwickelt sich öfters centripetal fortschreitende Atrophie, keineswegs aber constant. Haighton fand Atrophie neben verkästem Eiter in den Labyrinthhöhlen.

---

*) Nach O. Weber (Pitha und Billroth, I. S. 344) soll bei Zerstörungen des inneren Ohres der Acusticus nicht Atrophie, sondern in der Regel fettige Entartung zeigen, die sich selbst auf die Centraltheile fortpflanzen könne.
**) Nach Beck, Krankheiten des Gehörorgans, S. 120, 124, bereits von Soemmering beobachtet. Toynbee, Catalogue 791, 792. Zeissl, Constitutionelle Syphilis, Erlangen 1864, S. 297, Fall von Compressionslähmung und Atrophie durch Periostitis ossificans syphilitica mit knöcherner Verengerung des Meatus auditorius internus. Hinton, Guys hospital reports. 1867. 2 Fälle.
***) Krankheiten des Rückenmarks in Ziemssens Handbuch. S. 142.
†) Friedreich, Degenerative Atrophie der spinalen Hinterstränge.

Geschwülste drängen sich in den Porus acusticus hinein, veranlassen Druckatrophie des Nervenstammes und, wie Büttcher*) gefunden hat, auch Atrophie in den Nervenfasern und Ganglienzellen im Endapparat des Labyrinths, völligen Schwund der inneren und äusseren Hörzellen bei völliger Integrität aller übrigen Theile des acustischen Endapparats in der Schnecke, und können schliesslich eine beträchtliche Erweiterung des Knochencanals und ausgedehnte Zerstörungen im Felsenbein (ein Beispiel von solcher vgl. Fig. 10) herbeiführen.

Neuritis am Acusticus ist überhaupt nur constatirt bei Fissur des Felsenbeins, bei Caries und bei Cerebro-Spinal-Meningitis. Der Nervenstamm ist geröthet und geschwollen, von Eiter umhüllt und eitrig infiltrirt, in höheren Graden erweicht und zerfallen.

Das massenhafte Auftreten der Corpora amylacea zwischen den Nervenfasern in dem Acusticusstamm, welches man fälschlich**) als „amyloide Degeneration des Acusticus" bezeichnet hat, ist meist als eine Begleiterscheinung der Atrophie der Nerven anzusehen.***) Die Corpora amylacea zeigen sich neben Körnchenzellen in der gewucherten bindegewebigen Zwischensubstanz des Nerven (kernhaltiges Bindegewebe, Züge von Spindelzellen) eingelagert, während die Nervenfasern fettig degenerirt und geschwunden erscheinen. Uebrigens finden sich in jedem normalen Hörnervenstamm diese Körperchen in wechselnder Menge. —

Die Angabe von Hyrtl†), dass sich „bei allen Taubstummen" Atrophie des Acusticus findet, ist unrichtig.

Fibröse Entartung kann zur Verhärtung des Nerven führen, so dass er an Härte den Facialis übertrifft.

Von Neubildungen im Acusticusstamm oder dessen Aesten (Ramus cochleae und vestibuli) sind bekannt:

Fibrome; von Gruber††) besonders bei Caries des Schläfenbeins gefunden. Dahin gehören wahrscheinlich auch die von

---

*) Vergl. A. f. O. VI. S. 279.
**) Voltolini, Virchow's Archiv. XVIII., XX. ud XXII.
***) G. Meissner, Zeitschr. für rat. Med. N. F. III. 3. 1853. Förster, Atlas der path. Histologie. 1856. Taf. XVIII. Das histologische Detail ist am genauesten von Schweigger-Seidel geschildert worden (Virch. Arch. Bd. XXII. S. 114).
†) Topogr. Anatomie. 1857. I. S. 228.
††) Lehrbuch. S. 545.

Fleischmann*) gefundenen „gangliösen Anschwellungen am R. cochleae". In einem Fall von Lévêque-Lasource**) nahm ein Fibrom von 14 Linien Durchmesser den inneren Gehörgang ein, bei einer alten Frau, die allmählig taub und blind geworden war. Sarcome sind nach Förster***) gerade am Acusticus ziemlich häufig. Fall von Voltolini†), Fall von Moos††). Neurome. Fälle von Virchow†††), von Klebs*†). Eine Zahl von sogenannten Neuromen des Acusticus gehen wesentlich aus der Neuroglia hervor und sind deshalb zu den Gliomen zu rechnen (Virchow, Geschwülste. II. S. 151).

Gummata der Hirn- oder Schädelbasis können den Acusticusstamm betreffen (Virchow, ibid. S. 463).

Am Periost des Porus acusticus int. und auch im Neurilem fand Böttcher**†) Concretionen aus kohlensaurem Kalk, besonders bei Personen mittleren Alters. —

Auch durch Geschwülste am Felsenbein, die von der Dura mater ausgehen, können Compression, Druckatrophie und vollständige Zerstörung des Nervenstammes veranlasst sein. Bei einem 2jährigen Kinde fand ich einen taubeneigrossen Tuberkelknoten der Dura mater am Introitus meat. audit. interni. Compressionslähmung des Facialis und Acusticus. Keine Caries. (A. f. O. V. S. 296.)

Virchow***†) bildet ein etwa Maulbeergrosses Psammom der Dura mater ab, welches am Eingang des inneren Gehörganges mit breiter Basis aufsass, und sich eine kleine Strecke in den Knochencanal fortsetzte, Compressionslähmung des Facialis und Acusticus bedingt hatte.

Rayer beschreibt einen Fall von einseitiger Taubheit durch einen wahrscheinlich syphilitischen Tumor von Taubeneigrösse in der Felsenbeingrube.***†)

---
*) Hufelands Journal. 1840. Heft 1.
**) Lincke, Handbuch der Ohrenh. I. S. 651.
***) Würzb. med, Zeitschrift. III. S. 199.
†) Virchow's Archiv. XXII. S. 125.
††) Vgl. A. f. O. IX. S. 298. Mit fettiger Metamorphose und theilweisem Untergang des Corti'schen Organs.
†††) Geschwülste. II. S. 151. III. S. 295.
*†) Prager Vierteljahrsschrift. 1877. S. 65. Die Geschwulst füllte den inneren Gehörgang aus. Der Facialis war völlig in die Geschwulst aufgegangen, der Acusticus noch deutlich erhalten.
**†) Virchow's Arch. Bd. XVII. S. 104.
***†) Geschwülste. II. S. 116.
†*) Gros et Lancereaux, Affect. nerv. syphil. Paris, 1861. S. 381.

Von anderen intracraniellen (basilaren und cerebralen) Processen, welche Erkrankungen des Acusticus herbeiführen können, sind zu nennen: Basilar-Meningitis (durch Druck des Exsudates auf den ödematös erweichten Nervenstamm oder durch die narbige Contractur der Arachnoides), Aneurysma der Art. basilaris*), Hydrocephalus internus, Hirntumoren.**)

Nach Calmeil's Schätzung soll in $\frac{1}{9}$ aller Fälle von Hirntumoren Gehörsstörung vorkommen. Nach der Zusammenstellung von Ladame (Symptomatologie und Diagnostik der Gehirngeschwülste. Würzburg, 1865), kamen Gehörsstörungen auf 77 Fälle von Tumoren des Kleinhirns 7 mal, 26 Fälle von Tumoren des Pons 7 mal, 27 Fälle von Tumoren der mittleren Lappen 3 mal; dagegen keinmal auf 27 Tumoren der vorderen Lappen, 14 der hinteren Lappen und 4 des IV. Ventrikels. In einer Anzahl von Hirntumoren waren einseitige Hörstörungen das erste Krankheitssymptom, worauf schon übrigens Cruveilhier hingewiesen hat. Bei Tumoren im Kleinhirn kommt es nicht selten zu doppelseitiger Taubheit, zuerst auf der dem Tumor entsprechenden Seite — und zwar auch in solchen Fällen, wo von einem directen Druck der Geschwulst auf den Nervenstamm des zweiten Ohres oder auf seine Kerne in der Medulla oblongata keine Rede sein kann, wo auch andere Lähmungserscheinungen an anderen Hirn- und Rückenmarksnerven der zweiten Seite fehlen. Vielleicht handelt es sich in solchen Fällen um Neuritis des Nervenendapparats im Labyrinth oder auch nur um Functionssistirung durch fluxionäre Oedeme.

Brückner***) beschreibt einen Fall von Tumor in der Schädelhöhle, wo durch die Zerrung der Nervenstamm vollständig abgerissen war. Auch in Folge von Schädelfracturen ist eine solche Abreissung des Nerv. acusticus bei erhaltenem Facialisstamm gefunden worden.

Neben directer Compression des Nervenstammes durch den Tumor, und Compression der Hirntheile, aus welchen der Nerv entspringt, ist als Ursache der Taubheit Erweichung der Hirnsubstanz in der Umgebung der Geschwulst an den Ursprungs-

---
*) Toynbee, Catalogue. No. 772. Griesinger, Arch. f. Heilkunde. 1862. 6. Heft. Lebert, Berlin. klin. Wochenschr. 1866.
**) Aeltere Casuistik bei Lincke, Handbuch der Ohrenh. I. S. 650—653.
***) Berl. klin. Wochenschr. 1867. No. 29.

stellen im Gehirn zu betrachten. Uebrigens ist zu erinnern, dass neben der Hirnkrankheit gleichzeitig peripherische Erkrankungen im Schallleitungsapparat Platz greifen können, welche allein schon zur Erklärung der Functionsstörung ausreichend sein können. Besonders oft hatte ich Gelegenheit neben Hirnatrophie (Dementia paralytica) Ankylose des Steigbügels zu finden, aber auch neben Hirntumor (vgl. A. f. O. II. S. 289, Fall 8.). Pathologische Veränderungen im vierten Ventrikel scheinen viel weniger Bedeutung für Hörstörungen zu haben, als man früher denselben beizumessen geneigt war. Ependymverdickungen, die man bei Sectionen Taubstummer als etwas Wesentliches hervorgehoben hat*), sind ein sehr häufiger Befund bei verschiedenen Gehirnkrankheiten, besonders Geisteskranker, wo durchaus nicht die geringste Hörstörung bestanden hat und sind also bei Taubstummheit nur als ganz nebensächliche Befunde zu deuten. Selbst Geschwülste an dieser Stelle sind mehrfach gefunden, ohne Coincidenz von Hörstörung.**) Auch das vollständige Fehlen der Striae acusticae ist nach Engel nicht von Taubheit begleitet. (Wiener Wochenschr. 1862. No. 60.)

Als Folge von Gehirnblutungen und encephalitischen Heerden treten nur selten Gehörstörungen auf. Am häufigsten sollen nach Moos Gehörstörungen bei einseitigen Apoplexien im Pons sein. Ob solche vorübergehend auch durch einfache Hyperämien des Gehirns und seiner Häute herbeigeführt werden können (arterielle Fluxion mit Oedem oder Stauungshyperämie) ist aus klinischen Beobachtungen zwar wahrscheinlich, aber anatomisch nicht erwiesen. Es bedarf, wie Böttcher***) schon hervorgehoben hat, sehr ausdauernder und mühevoller Arbeit, um anatomisch mehr Licht über die cerebrale Cophose zu bekommen. Nach vorausgegangener Erhärtung des Gehirns muss die ganze Region, in welcher die centralen Ganglien liegen, aus welchen Acusticusfasern entspringen, successive zerlegt werden.

---
*) H. Meyer, Zur Anatomie der Taubstummheit. Virch. Arch. XIV. 5. 6. p. 551. 1858. Voltolini, ibid. XXVI. S. 171. 1863. Falk, Zur Statistik der Taubstummen, Arch. f. Psychiatrie III. S. 418.
**) Ladame, Symptomatologie und Diagnostik der Hirngeschwülste. Würzburg, 1865. Bei 4 Tumoren des 4. Ventrikels keinmal Hörstörung. Förster, Würzb. med. Zeitschr. Bd. III. Heft 3. Cysticercus im 4. Ventrikel. Hydrocephalus internus.
***) Böttcher, Archiv f. A. u. O. II., 2.

Inhalts-Verzeichniss.

	Seite
Literatur	1
Einleitung	2
Sectionsverfahren	4
Das Schläfenbein im Allgemeinen	6
Bildungsfehler	6
Rarefaction	7
Hyperämie	8
Atrophie	8
Hyperostose	8
Caries und Necrosis	8
Fractur	15
Neubildungen	15
Exostosen	15
Tuberkel	16
Cholesteatoma	16
Maligne Tumoren	20
Ohrmuschel	22
Bildungsfehler	23
Othaematoma	28
Entzündungen	28
Neubildungen	29
Aeusserer Gehörgang	31
Bildungsfehler	31
Hyperämie und Hämorrhagie	32
Entzündungen und deren Ausgänge	32
Erythem	34
Eccem	34
Furunkel	34

	Seite
Geschwürsbildung	36
Collapsus	37
Hyperostose	37
Caries und Necrosis	37
Secretionsanomalien	38
Neubildungen	39
Concretionen	39
Balggeschwulst	39
Milium	40
Warzen	40
Polypen	40
Exostosen	40
Epitheliom	41
Cholesteatom	41
Enchondrom	42
Cylindroma	42
Verletzungen	42
Parasiten	43
Trommelfell	45
Allgemeine Bemerkungen	45
Missbildungen	46
Hyperämie und Hämorrhagie	48
Hämorrhagie	49
Entzündung des Trommelfells und deren Ausgänge	50
1) Anomalien der Farbe und Transparenz. (Verdickung, Trübung, Verkalkung)	52
2) Anomalien der Wölbung	57
3) Perforation und Narbenbildung	59
4) Ablösung des Hammergriffes	64
5) Abscess	65
6) Geschwürsbildung	65
7) Anomalien der Membrana flaccida Shrapnelli	66
Atrophie des Trommelfells (Trommelfellhernie, Trommelfellemphysem)	66
Neubildungen	67
Epitheliom	67
Cholesteatom	68
Tuberkel	68
Ruptur des Trommelfells	69
Fractur des Hammergriffs	70
Paukenhöhle	70
Allgemeine Bemerkungen	70
Missbildungen	71
Hyperämie und Hämorrhagie	72

INHALTS-VERZEICHNISS. III

	Seite
Catarrhalische Entzündung	73
a) Der seröse Catarrh	74
b) Der schleimige Catarrh	75
c) Der eitrige Catarrh	77
Croupöse und diphtheritische Entzündung	79
Käsige Entzündung	80
Adhäsive Entzündung	80
Sclerose	85
Caries der Paukenhöhle	86
Pathologische Veränderungen der Gehörknöchelchen und ihrer Verbindungen	87
Pathologische Veränderungen der Paukenhöhlen-Muskeln	93
Verletzungen	94
Fremde Körper	94
Neubildungen	94
Ohrpolypen	94
Cholesteatom	98
Exostosen	98
Hyperostosen	98
Cysten	98
Epithelialkrebs	98
Osteosarcom	99
Tuberkel	99
Tuba Eustachii	99
Allgemeine Bemerkungen	99
Missbildungen	101
Hyperämie und Hämorrhagie	101
Entzündung	102
Geschwürsbildung	103
Verengerung und Erweiterung	104
Verwachsung	106
Neubildungen	107
Polypen	107
Exostosen	107
Fremde Körper	108
Pathologische Veränderungen in den Tubenmuskeln	108
Processus mastoideus	108
Allgemeine Bemerkungen	108
Missbildungen	109
Hyperämie und Hämorrhagie	109
Catarrhalische Entzündung der pneumatischen Knochenzellen	110
Periostitis externa	111
Caries und Necrose	111
Eburneation (Sclerose)	114

INHALTS-VERZEICHNISS.

	Seite
Fractur	114
Neubildungen	114
Polypen	114
Cholesteatom	115
Epithelialkrebs	115
Inneres Ohr. Hörnerv	115
Allgemeine Bemerkungen	116
Missbildungen	117
Anaemie	119
Hyperämie	119
Hämorrhagie	119
Entzündung und deren Ausgänge	120
Caries und Necrose	124
Neubildungen	126
Verletzungen	127
Erkrankungen des Hörnerven (von seinem centralen Ursprung bis zum Eintritt in das Labyrinth)	127